SCORPIO

Dr. med.
Michael Spitzbart

SCHUTZ VOR DEMENZ

Das Gehirn gesund und vital erhalten

SCORPIO

Dieses Buch enthält Links zu externen Webseiten Dritter, auf deren Inhalte der Scorpio Verlag keinen Einfluss hat. Deshalb können wir für diese fremden Inhalte auch keine Haftung übernehmen. Für die Inhalte der verlinkten Seiten ist stets der jeweilige Anbieter oder Betreiber der Seiten verantwortlich. Die verlinkten Seiten wurden zum Zeitpunkt der Verlinkung auf mögliche Rechtsverstöße überprüft, rechtswidrige Inhalte waren nicht erkennbar. Bei Bekanntwerden von Rechtsverletzungen werden wir derartige Links umgehend entfernen.

Wichtiger Hinweis:
Die Informationen und Ratschläge in diesem Buch wurden mit größter Sorgfalt von Autor und Verlag erarbeitet und geprüft. Alle Leserinnen und Leser sind jedoch aufgefordert, selbst zu entscheiden, ob und inwieweit sie die Anregungen in diesem Buch umsetzen wollen. Eine Haftung des Autors bzw. des Verlags für Personen-, Sach- oder Vermögensschäden ist ausgeschlossen.

FSC www.fsc.org
MIX
Papier | Fördert gute Waldnutzung
FSC® C083411

Der Umwelt zuliebe
- produzieren wir zu über 90 % in Deutschland
- achten wir auf kurze Transportwege
- drucken wir auf Papier aus nachhaltiger Waldwirtschaft und anderen kontrollierten Quellen

3. Auflage 2025

Scorpio Verlag in der Europa Verlage GmbH, München
Lektorat: Katharina Lisson
Umschlaggestaltung: Margarita Maiseyeva
nach einer Vorlage von FAVORITBUERO, München
und einem Motiv von © Jayadi jayadi / shutterstock.com
Layout & Satz: Danai Afrati
Druck und Bindung: CPI, Leck
ISBN 978-3-95803-610-9

Ansprechpartner für Produktsicherheit
Europa Verlage GmbH
Monika Roleff
Johannisplatz 15, 81667 München
Tel.: +49 (0)89 18 94 733-0
E-Mail: info@europa-verlag.com
www.scorpio-verlag.de

Inhalt

KAPITEL 2: WAS WIR TUN KÖNNEN, UM UNS VOR DEMENZ ZU SCHÜTZEN 48

Einführung: Den schleichenden Abbau stoppen

Kaum etwas fürchtet der Mensch mehr als den allmählichen Verlust seiner Hirnfunktion. Lieber einen schnellen Tod als ein unwürdig empfundenes Altern. Aus diesem Grund nahmen sich etwa der Millionär Gunter Sachs oder der US-amerikanische Komiker Robin Williams das Leben. Was sie und viele andere Menschen nicht wissen: Wenn sich erste Anzeichen der nachlassenden intellektuellen Fähigkeiten und damit eine demenzielle Erkrankung bemerkbar machen, sind bereits mehr als 70 Prozent der Hirnsubstanz abgebaut. Das haben Neurologen der University of California in San Francisco im vergangenen Jahr in einer neuen Studie nachgewiesen.[1] Daher ist es so wichtig, frühzeitig das Gehirn zu schützen, damit es erst gar nicht so weit kommen kann. Denn Neuronenverbindungen lassen sich gezielt aufbauen. Schließlich verhält es sich im Oberstübchen nicht so wie mit einem Rechner: Ist die Festplatte voll, müssen Daten ausgelagert werden. Nein. Das menschliche Gehirn besitzt unendliches Potenzial, sich Dinge merken zu können. Es stößt auch nicht an seine Grenzen, wenn wir fünf Sprachen gleichzeitig lernen oder uns mehrere neue Wissensgebiete aneignen. Selbst im hohen Alter nicht. Auch da können wir noch beginnen, ein Instrument zu spielen oder eine andere Leidenschaft wie ein Kunsthandwerk, die Malerei oder Kitesurfen zu erlernen.

Neurologen empfehlen sogar, das Gehirn in jedem Lebensalter auf Hochtouren glühen zu lassen. Denn eignen wir uns neues Wissen an, entstehen neue Nervenzellen und neuronale Verknüpfungen, und schon können wir besser denken, und das Gehirn schützt sich selbst vor Degeneration. Auch wenn es im Alter etwas länger dafür braucht, weil die Isolierschicht der Nervenbahnen, das Myelin, abnimmt. Das ist der Grund, warum Denkprozesse dann häufig langsamer vonstattengehen ebenso wie das Speichern und Verknüpfen verschiedener Informationen.[2] Die Funktionsweise unseres Gehirns vergleicht Neurowissenschaftler Manfred Spitzer deshalb mit einem Muskel, der verkümmert, je weniger wir ihn trainieren und je mehr Wissen wir auslagern. Zum Beispiel an Assistenzsysteme wie Alexa, Tom-Tom oder Wikipedia. Das ist zwar praktisch, doch werden durch das geringere Lernen weniger Neuronenverbindungen geschaffen. Dadurch können in späteren Jahren umso schneller eine demenzielle Erkrankung oder andere degenerative Prozesse auftreten.[3] Der Umkehrschluss: Viel Denken schützt das Hirn vor Degeneration. Mehr noch, es führt auch bereits bei schädlichen Eiweißablagerungen, die als einer der Verursacher demenzieller Erkrankungen gelten, dazu, dass diese nicht sichtbar werden und sich etwa in Vergesslichkeit, Orientierungslosigkeit oder gar Wahnvorstellungen ausdrücken. »Honig im Kopf«, lautete deshalb sehr treffend der Titel des Films eines populären Filmemachers, der das Thema Demenz vor einigen Jahren medial in Szene setzte.

Doch nicht nur neues Lernen, sondern auch Bewegung und Ernährung wirken sich positiv aus, um Demenz vorzubeugen bzw. in Schach zu halten. Denn neben den Proteinablagerungen im Gehirn wirken auch andere Einflüsse auf die Gedächtnisleistung. Nämlich die Durchblutung, Entzündungsprozesse oder der Energiestoffwechsel unseres Denkorgans.[4] Sie können durch Bewegung, durch richtige Ernährung und durch Vitalstoffe und das Vermeiden von Giftstoffen positiv beeinflusst werden.

Auch psychosoziale und psychoemotionale Faktoren beeinflussen unsere mentale Leistungsfähigkeit. Positiv wirken sich soziale Kontakte, Entspannungsmaßnahmen zum gezielten Abbau von

Stress oder eine positive Einstellung zum Leben aus. Dazu zählen vor allem Optimismus, Selbstbestimmtheit und die Erfahrung von Sinnhaftigkeit. Denn alle drei Parameter zusammen vermitteln uns, etwas bewirken zu können, einen Beitrag leisten zu können und uns dadurch in die Welt um uns herum eingebunden zu fühlen. Das führt dazu, dass unser Körper belohnende Botenstoffe, sprich Glückshormone, ausschüttet und uns so Glück und Lebensfreude signalisiert. Gleichzeitig lassen sich mit diesen Anti-Demenz-Bausteinen auch Erkrankungen wie Diabetes, Morbus Parkinson oder Depressionen vorbeugen, die das Entstehen demenzieller Erkrankungen begünstigen bzw. in einem Wechselspiel mit ihnen stehen. Warum das so ist und was bei »Honig im Kopf« im Gehirn passiert, darum geht es gleich im ersten Kapitel. Dort wird erklärt, was die Ursachen von Demenz und Alzheimer sind. Welche Vorerkrankungen die Nervenzellen zusätzlich schädigen und wie sich das auf den Verlauf der Erkrankung auswirkt. Doch Hoffnung, das möchte ich an dieser Stelle betonen, ist immer gegeben. Demenz lässt sich eindämmen – auch wenn man die Diagnose bereits gestellt bekommen hat. Es gibt immer Hoffnung, etwas zu verbessern. Das sollten Erkrankte wie Angehörige wissen. Und auch wie sie Betroffenen begegnen sollten, um frühzeitig Klarheit zu haben und entsprechend zu reagieren und richtig zu kommunizieren.

Das beste Mittel allerdings, auch wenn sich das wie eine Binse anhört, ist, dafür zu sorgen, dass die Erkrankung erst gar nicht entsteht. Und das am besten so früh wie möglich, denn schon 20 Jahre bevor sie auftritt, finden bei Alzheimer-Patienten erste Veränderungen im Gehirn statt.[5] Daher: Bauen Sie vor, fordern Sie Ihre Denkzentrale heraus. Sie will keine Stabilität! Routine ist der Tod des Gehirns. Unser Oberstübchen will Veränderung, Herausforderung, neues Lernen! Dafür ist es nie zu spät, nicht im Alter und selbst dann nicht, wenn wir die Diagnose »Alzheimer« bzw. »Demenz« eröffnet bekommen. Auch dann lässt sich etwas verändern. Zwar nicht mehr so viel, aber die Möglichkeit besteht. Auf keinen Fall gilt es zu resignieren, sondern in die Auseinandersetzung zu gehen und die Situation zu gestalten.

Als Arzt der Zukunft versuche ich Krankheiten nicht symptomatisch zu behandeln, sondern Gesundheit so zu optimieren, dass uns keine Krankheit ereilen kann bzw. dass wir sie – auch im Fall von Demenz – eindämmen können. Daher rate ich Ihnen, ab dem Moment, in dem Sie dieses Buch lesen, mit dem Üben anzufangen. Das heißt, Ihren Gedächtnisspeicher zu trainieren und ihn mit entsprechenden Vitalstoffen zu versorgen bzw. Ihre Einstellung zum Leben zu hinterfragen und Ihr Wohlbefinden zu optimieren. Denn laut wissenschaftlichen Erkenntnissen lässt sich das Risiko, an einer Demenz zu erkranken, damit zu 40 Prozent senken.[6]

Sicherlich kennen Sie auch Menschen, die im Vollbesitz ihrer geistigen Fähigkeiten in Würde gealtert sind. Für solche Vorbilder habe ich mich schon immer interessiert und bemüht, hinter deren Geheimnis zu kommen. Auch davon soll in diesem Buch die Rede sein.

Was Sie konkret tun können, um Ihr Gehirn zu stärken und optimale Rahmenbedingungen für Ihren mentalen Prozessor zu schaffen, das erfahren Sie jetzt. Ich wünsche Ihnen viel Freude und Inspiration beim Lesen.

Ihr Michael Spitzbart

KAPITEL 1:
Demenzielle Erkrankungen verstehen

Um erfassen zu können, was unsere Gehirnzellen verändert, sollten wir zuerst einmal einen Blick auf unser komplexestes Organ und seine immense Leistungsfähigkeit werfen. Um dann zu klären, wie sich »Honig in Kopf« äußert, was Demenz von Alzheimer unterscheidet und welche Faktoren demenzielle Erkrankungen begünstigen.

Das menschliche Gehirn und seine Funktionsweise

Streng genommen ist unser Gehirn zunächst einmal ein nasser Sack. Denn es besteht zu einem großen Prozentsatz aus Wasser. Wichtig: Verfügen unsere Zellen nur über 10 Prozent weniger Flüssigkeit, haben sie 30 Prozent weniger Energie. Und hier kommen wir schon gleich zum ersten praktischen Tipp: Pro 25 kg Körperwicht sollten wir einen Liter Wasser am Tag trinken. Gerade ältere Menschen haben kaum noch Durstgefühl und daher oft ein Gehirn so trocken wie die Wüste Gobi. Geistige Höchstleistung funktioniert da nicht! Obwohl die circa eineinhalb Kilogramm schwere, schwammartige Masse unseres Gehirns, die aussieht wie eine Walnuss, Gigantisches leisten kann: Sie hat uns Menschen in den Weltraum fliegen, uns Roboter, Hochhäuser und ganze Wirtschaftskreisläufe ersinnen lassen.

Das Gehirn kontrolliert unsere Bewegungen, unsere Emotionen, unser Gedächtnis und das Lernen – und damit unsere Gedanken, unsere Sehnsüchte und unsere Vorstellungskraft. Letztlich machen unser Gehirn und seine Leistung uns zu Menschen, und es hebt uns von anderen Spezies, etwa den Tieren, ab. Sie sind natürlich auch zu gewissen intellektuellen Leistungen fähig, aber auf ganz anderen Ebenen. Daher wird unser Gehirn in modernen Analogien oft mit einem Hochleistungscomputer verglichen.

Bei einem Computer ist der Bauplan bis ins letzte Detail bekannt. Das menschliche Gehirn dagegen ist außerordentlich komplex und von Mensch zu Mensch (abhängig von seinen Gedanken, seinen Erfahrungen, seinem Wissen ...) verschieden. Daher lässt es sich selbst mit den neuen bildgebenden Verfahren der Medizin nicht komplett abbilden. Denn von den Grundeinheiten des Gehirns, den Nervenzellen oder Neuronen, besitzen wir bis zu 100 Milliarden Stück. Diese wiederum sind mit anderen Nervenzellen in der Nähe oder in anderen Hirnregionen verknüpft und bilden ein gigantisches Netzwerk.[1] Und genau diese Verschaltungen halten die Hochleistungszentrale am Laufen.

Die Grundeinheit des Gehirns, die Nervenzellen, sind spezialisierte Zellen. Sie können Informationen an andere Zellen übertragen und bestehen im Wesentlichen aus drei Bausteinen: Zellkörper, Dendriten, Axon.

Der Zellkörper enthält den Zellkern, in dem unsere DNA abgespeichert ist. Von diesem Zellkern gehen Fortsätze und Verästelungen aus – die Dendriten. Sie dienen hauptsächlich dem Signalempfang, während das Axon, ein langer Schlauch, der vom Zellkörper wegführt, sich um die Signalübertragung kümmert. Am Ende des Axons befinden sich wieder Verästelungen, die andere Nervenzellen berühren. Diesen Kontakt zwischen zwei Nervenzellen nennt man Synapse, hier findet die Kommunikation statt.

Das läuft folgendermaßen ab: Unser Auge erkennt ein Bild oder einen Text und sendet ein Bild über den Sehnerv ans Gehirn weiter. Die Dendriten empfangen die Signale. Die Nervenzellen im Gehirn verarbeiten diese Information dann über Elektrizität weiter. Die Nervenzelle besitzt kleine Tunnel in ihrer Außenhülle. Durch diese

Tunnel können winzige elektrisch geladene Teilchen, die Ionen, in die Zelle hinein- oder aus ihr hinausfließen. Empfangen die Dendriten ein Signal, werden die Tunnel geöffnet: Eine ursprünglich negativ geladene Zelle wird demnach kurzzeitig positiv geladen.

Diese Änderung der Ladung wird Aktionspotenzial genannt und breitet sich rasend schnell, mehrere Hundert Kilometer pro Stunde, über die gesamte Nervenzelle aus. Man sagt dazu, die Nervenzelle »feuert«. Dies kann mehrmals pro Sekunde passieren. Diese Ladungsänderung wird nun durch das Axon zum Ende der Zelle geleitet. Dort löst die Ladungsänderung einen anderen Vorgang aus: In diesen Nervenenden werden chemische Botenstoffe ausgeschüttet, die sogenannten Neurotransmitter. Über die Synapse werden diese Transmitter von der anderen Nervenzelle über ihre Dendriten empfangen. Das Signal ist übertragen, die andere Nervenzelle wird es nun in gleicher Weise weiterschicken. Am Ende der gesamten Informationsübertragung, die natürlich rasend schnell vor sich geht, kann zum Beispiel ein Befehl an den Bewegungsapparat, den Muskel stehen: näher an das Bild, an den Text heranzutreten, um es bzw. ihn genauer zu betrachten. Um dadurch mehr Informationen und damit Wissen über den Gegenstand, den Sachverhalt zu erlangen.

Die Leistungsfähigkeit unseres Gehirns hängt von der Effektivität der Informationsübertragung ab. Neurowissenschaftler haben zum Beispiel erforscht, dass die Übertragung an den Synapsen unterschiedlich stark ausfallen kann. Eine Signalübertragung kann stärker ausfallen, indem mehr Neurotransmitter ausgeschüttet oder empfangen werden können. Abhängig vom Stimulus. Das heißt, ob wir die Information als neu, anregend oder wichtig empfinden. Bei einer Depression zum Beispiel ist die Übertragung an den Synapsen oftmals verringert.

Grundsätzlich lässt sich unser Gehirn ähnlich wie ein Muskel trainieren: durch Wiederholung und Übung. Selbst im Alter ist es möglich, durch Lernen Nervenverbindungen aufzubauen. Das bestätigen Neurologen und verweisen in diesem Zusammenhang auf die Neuroplastizität des Gehirns. Was bedeutet, dass sich Gehirnzellen bis ins hohe Alter neu vernetzen können und damit Strukturen schaffen für völlig neue Lernerfahrungen und Fähigkeiten. Das maximal erreichbare Niveau von älteren Menschen mag zwar im Vergleich zu jüngeren Erwachsenen etwas niedriger sein, aber im Prinzip sind es exakt dieselben Vorgänge, erläutert Ulmann Lindenberger, Professor für Entwicklungspsychologie des Max-Planck-Instituts.[2] Dass dem so ist, bestätigt auch ein Experiment mit Ratten. Dabei wurden erst Ratten mittleren Alters einer fordernden und stimulierenden Umgebung ausgesetzt mit dem Ergebnis, dass sie mehr und längere Dendriten hatten als Ratten, die isoliert gehalten wurden. Auch ältere Ratten bildeten neue Dendriten und Synapsen in einer anregenden Umgebung aus. Allerdings mit einem reduzierten Wachstum. Der Grund: Das reduziertere Wachstum der Blutgefäße und – wie wir in der Einführung schon gelesen haben – die Isolierschicht der Nervenbahnen, das Myelin, wird dünner. Weswegen die Informationsverarbeitung im Alter langsamer verläuft.[3]

Schreckgespenst »Demenz« – Zahlen und Fakten

Geht es um unser Gehirn und ums Denken, kennen wir auch ein großes Schreckgespenst: nämlich, dass unser Gehirn seinen Verstand verliert und wir nicht mehr Herr bzw. Frau unserer Gedanken sind. Demenz und Alzheimer sind die bekannteste Form demenzieller Erkrankungen. Sie sind weitverbreitete Schlagwörter im gesellschaftlichen Diskurs um diesen Prozess des Vergessens. Mit Artikeln, Büchern und Filmen wie »Honig im Kopf«, »An ihrer Seite« oder »Meine Mutter kennt mich nicht mehr« ist das Thema in den letzten Jahrzehnten mit aller Macht in unser Bewusstsein gedrungen. Die eigene Mutter, der Nachbar, der Arbeitskollege ... demente Personen sind keine Seltenheit mehr. Im Jahr 2018 lebten in Deutschland circa 1,6 Millionen Betroffene, und pro Jahr kommen um die

300 000 Neuerkrankungen dazu, führt die Deutsche Alzheimer Gesellschaft auf. Bis 2050 schätzen Experten, wird die Zahl auf 2,7 Millionen ansteigen.[4] Und: Wir leben deutlich länger als noch vor 100 Jahren. Derzeit liegt die Lebenserwartung von Männern bei 78,8 und von Frauen bei 83,5 Jahren[5], und wer ab Jahrgang 1998 geboren worden ist, kann statistisch gesehen sogar 100 Jahre alt werden. Das lässt die Häufigkeit der Erkrankung weiterhin ansteigen.

Gleichzeitig werfen diese Zahlen elementare Fragen auf, wie: Wenn wir all das verlieren, was wir als basales Element des Menschseins ansehen, wie viel Mensch sind wir dann noch? Schließlich können wir bei Demenz die grundlegendsten Dinge verlieren. Insbesondere das Wissen um unsere eigene Identität: Demenz kann unsere Erinnerungen auslöschen – woher wir stammen, wie alt wir sind, was wir gestern gemacht haben, wie unser Partner, die Kinder heißen, ja sogar unseren eigenen Namen können wir vergessen. Auch das logische Denken bleibt auf der Strecke: Wir verwechseln einen Apfel mit einer Banane, vergessen, wie man Auto fährt, und können nicht mehr planen: Weswegen wollten wir eigentlich das Haus verlassen?

Die Furcht vor diesem möglichen Schreckgespenst im Alter ist weit verbreitet. Und in manchen Situationen unseres Lebens scheinen die Vorboten dieser Erkrankung schon greifbar nah. Etwa, wenn wir unseren Hausschlüssel nicht mehr finden können, die falsche Ausfahrt auf der Autobahn nehmen oder beim Einkaufen den Artikel vergessen, wegen dem wir eigentlich losgegangen sind. Wohl jeder von uns kennt solche Situationen, genauso wie das kleine Vergesserchen zwischendurch.

Kennen Sie das auch, dieses verflixte Room-to-Room Memory? Man geht in das Nebenzimmer, um etwas zu holen, und kaum angekommen, weiß man nicht mehr, was man dort eigentlich wollte. (Ich spreche hier nicht von der Theorie, sondern von eigener leidvoller Erfahrung.) Dann ertappe ich mich selbst bei dem Gedanken: »Werde ich jetzt langsam dement?«

Das ist schon ein mulmiges Gefühl, vor allem je älter wir werden und je häufiger uns unser Gehirn solche Streiche spielt. Meine eigene Frau Mama – Gott habe sie selig – hatte wohl mit fortgeschrittener Jugend Angst vor dem Verlust ihrer kognitiven Fähigkeiten. Um dem vorzubeugen, kombinierte sie ihre Interessen für englische Sprache und Geschichte und verschlang Unmengen von Geschichtsbüchern, die sie auf Englisch las. Ihr Umfeld unterhielt sie dann mit dem Rezitieren von Jahreszahlen, mit denen sie ihr Gehirn trainierte, stieß damit aber auf keine große Gegenliebe innerhalb der Familie.

Tatsächlich gibt es aber ein Nachlassen der geistigen Fähigkeiten auch außerhalb von »richtigen« Krankheiten. Zum Beispiel bei andauerndem Stress. Dieser kann unsere Aufmerksamkeit und das Kurzzeitgedächtnis beeinträchtigen. Stress und eine ungesunde Lebensweise wirken sich nachteilig auf unsere geistigen Fähigkeiten aus. Vor allem, wenn sie keine kurzzeitigen Phasen bleiben, sondern chronisch werden. Was dabei passiert und wie Stress sogar Demenz begünstigen kann, darauf gehe ich später noch ein.[6]

Doch der größte Risikofaktor für Demenz ist schlichtweg das Alter. Noch vor der Rente an einer Form von Demenz zu erkranken, ist sehr unwahrscheinlich. Nach der Deutschen Alzheimer Gesellschaft waren von den 1,6 Millionen demenziell Erkrankten nur circa zwei bis höchstens vier Prozent unter 65 Jahre alt. Über 70 Prozent der Demenz-Kranken sind über 80 Jahre alt. Das Risiko zu erkranken steigt also mit dem Alter an und ist bei hochbetagten Menschen über 90 Jahren mit zwölf Prozent am höchsten.[7]

Im Alter wird nicht nur unser Denken, sondern auch unsere Reaktionsgeschwindigkeit langsamer. Was daran liegt, dass das Myelin, die Isolierschicht um die Nervenbahnen, abnimmt. Ebenso an der Tatsache, dass die Synapsen weniger effizient arbeiten und Informationen nicht mehr so schnell übertragen werden können. Auch weil weniger Neurotransmitter wie Dopamin und Serotonin hergestellt werden.[8] Das alleine löst allerdings noch keine Demenz aus, vielmehr kommen mehrere Faktoren bei diesem Prozess zum Tragen:

Vor allem krankhafte Veränderungen im Gehirn, die wir gleich genauer betrachten werden und die sich mit steigender Lebenszeit ansammeln.

Kurz erklärt: Was ist »Demenz«?

»Demenz« ist kein Begriff, der sich so leicht fassen lässt wie die Diagnose »Hämorrhoiden«, »Nagelpilz« oder »Blinddarmentzündung«. Obwohl er landläufig so verwendet wird, sprechen Experten eher von einem »Demenzsyndrom«. Ein »Syndrom« ist das gleichzeitige Auftreten mehrerer Krankheitssymptome. In Abgrenzung zu etwa angeborenen geistigen Beeinträchtigungen handelt es sich beim Demenzsyndrom um eine Verschlechterung einer vorher höheren geistigen Leistungsfähigkeit. Ebenfalls unterschieden werden muss das Demenzsyndrom von geistigen Beeinträchtigungen wie Depression oder Schizophrenie. Und: Es gibt verschiedene Formen der Demenz. Die bekannteste ist die Alzheimer-Demenz, die auch für die Mehrzahl der Demenzen verantwortlich ist: Sie macht 60 bis 70 Prozent aller Demenzen aus. Die zweithäufigste Form demenzieller Erkrankungen ist die vaskuläre Demenz, die auf eine mangelnde Blutversorgung des Gehirns zurückgeht. Klar zu unterscheiden ist zwischen den Kategorien der beiden Begriffe: Eine Demenz ist ein Syndrom, Alzheimer-Demenz eine Krankheit.

Nach dem internationalen Klassifikationssystem der WHO (ICD) muss neben einer Gedächtnisstörung mindestens noch eine andere intellektuelle Funktion beeinträchtigt sein. Das können das Planen, das Denkvermögen oder die Urteilsfähigkeit sein. Eine Schwelle zur Krankheit ist überschritten, wenn die sozialen und beruflichen Leistungen

bedeutend beeinträchtigt sind. Damit man von einem Demenzsyndrom sprechen kann, müssen die Kriterien außerdem mindestens ein halbes Jahr lang erfüllt sein.
Zudem sind zusätzlich zu den geistigen Störungen häufig Veränderungen in der Gemütslage oder im Sozialverhalten zu erkennen: Die Erkrankten werden emotional labil, reizbar oder apathisch, zudem kann ihr Verhalten anderen gegenüber als grob empfunden werden.
Das Syndrom kann in verschiedenen Graden ausgeprägt sein: Im leichten Zustand verlegen Betroffene zum Beispiel Gegenstände oder vergessen Verabredungen. Im mittleren Grad behalten die Erkrankten nur noch gut erlernte Informationen. Sie vergessen, wie und wo sie leben oder die Namen vertrauter Personen. Somit wird ein eigenständiges Leben schon sehr schwierig. In der schwersten Ausprägung kommt es zu extremem Gedächtnisverlust, sogar der Partner wird möglicherweise nicht mehr erkannt, die Gedankengänge der Erkrankten sind nicht mehr nachvollziehbar.[9]

»Ich habe mich verloren« – die Entwicklung der Demenz-Forschung

Die Erkenntnis, dass Menschen im Alter unter geistigen Einschränkungen leiden oder Gedächtnisstörungen entwickeln, ist natürlich kein exklusives Wissen unserer technischen Moderne. Schon in der Antike machten Experten wie der römische Arzt Aulus Cornelius Celsus (um 25 v.Chr.–50 n.Chr.) solche Beobachtungen. Celsus beschrieb damals schon die Minderung der geistigen Leistung und grenzte sie als unumkehrbar ein. Der Humanist Erasmus von Rotterdam schrieb um 1500 davon, wie alte Menschen vergesslich und unbedacht sich zu einem Kind zurückentwickeln würden.[10] Doch erst die Entwicklung der Medizin als empirische Wissenschaft markiert den Beginn der Erforschung, Definition und Abgrenzung der Demenz. Der Begriff an sich wurde schon von Celsus gebraucht, allerdings ohne konkrete Festlegung auf eine bestimmte Krankheit: Das lateinische »dementia« bedeutet schlicht so viel wie »Irrsein«. In der Neuzeit und im wissenschaftlichen Sinne scheint der Begriff von dem Franzosen Philippe Pinel, Psychiater und Leiter der berühmten psychiatrischen Anstalt Hôpital de la Salpêtrière in Paris, Ende des 18. Jahrhunderts eingeführt worden zu sein. Das 19. Jahrhundert brachte neben der industriellen Revolution auch den Ausbau des Gesundheitswesens in der westlichen Welt mit sich. An Universitäten erforschten Mediziner die Ursachen von Krankheiten und machten bahnbrechende Entdeckungen: Der Deutsche Robert Koch zum Beispiel entdeckte die Bakterien, die Milzbrand hervorrufen, und der Franzose Louis Pasteur impfte das erste Mal einen Menschen gegen Tollwut. Auch die psychischen Krankheiten wurden immer besser erforscht, weil in den neu entstehenden Krankenhäusern und Psychiatrien mehr Menschen untergebracht und versorgt werden konnten. Dadurch war es möglich, die Patienten systematisch und über einen längeren Zeitraum hin zu beobachten. Nach ihrem Tod gab es neue Forschungsmöglichkeiten, indem man Gehirne sezierte und darüber Erkenntnisse zu Gehirnschädigungen und Krankheiten gewann.

Ein Schüler Pinels, der Psychiater Jean-Étienne Esquirol, beschrieb in seinem Lehrbuch »Geistige Krankheiten« 1838, dass es mit fortschreitendem Alter zu einer Steigerung der Symptome kam. Esquirols Beschreibung war der Einstieg für die Einteilung in verschiedene Demenzformen oder die Zuordnung zu anderen Krankheiten.[11]

Und mit Krankheiten ist es so wie mit vielen anderen Dingen, seien es Tierarten, Kometen oder Grillzubehör: Wer etwas entdeckt oder erfindet, darf es benennen. Dass wir heute von Alzheimer sprechen, hat mit einem deutschen Arzt zu tun: Alois Alzheimer

(1864–1926). Alzheimer arbeitete 1901 als Psychiater an der »Städtischen Anstalt für Irre und Epileptische« in Frankfurt am Main, als eine neue Patientin dort eingeliefert wurde: Auguste Deter zeigte alle Anzeichen einer geistigen Verwirrtheit, die man damals auch schon kannte und unter Begriffen wie »Dementia« oder »Altersblödsinn« klassifizierte. Das Ungewöhnliche bei Auguste Deter, das wohl auch Alzheimer faszinierte: Sie war erst 51 Jahre alt.[12]

Alzheimer behandelte die Frau: Er machte Fotografien von ihr und fertigte Gesprächsprotokolle an, die heutzutage nach ihrer Wiederentdeckung sogar künstlerisch rezipiert werden, zum Beispiel im Theaterstück »Die Akte Auguste D.«. Kernpassagen des Stückes sind die Gespräche zwischen Alzheimer und seiner Patientin. Das bekannteste dieser Gespräche zeigt, wie Deter ihr Gedächtnis und ihre Gedanken nicht mehr nutzen konnte:

»Wie heißen Sie?«
»Auguste.«
»Familienname?«
»Auguste.«
»Wie heißt Ihr Mann?« – Auguste Deter zögert, antwortet schließlich:
»Ich glaube ... Auguste.«
»Ihr Mann?«
»Ach so.«
»Wie alt sind Sie?«
»51.«
»Wo wohnen Sie?«
»Ach, Sie waren doch schon bei uns.«
»Sind Sie verheiratet?«
»Ach, ich bin doch so verwirrt.«
»Wo sind Sie hier?«
»Hier und überall, hier und jetzt, Sie dürfen mir nichts übel nehmen.«

»Wo sind Sie hier?«
»Da werden wir noch wohnen.«
»Wo ist Ihr Bett?«
»Wo soll es sein?«

Zu Mittag isst Frau A. Deter Schweinefleisch mit Blumenkohl.
»Was essen Sie?«
»Spinat.« (Sie kaut das Fleisch)
»Was essen Sie jetzt?«
»Ich esse erst Kartoffeln und dann Kren.«
»Schreiben Sie eine Fünf.«
Sie schreibt: »Eine Frau«
»Schreiben Sie eine Acht.«
Sie schreibt: »Auguste«
Beim Schreiben sagt sie wiederholt: »Ich habe mich sozusagen verloren.«[13]

Die Überlegung, die sich damit für Alzheimer auftat: Wenn schon eine jüngere Person solche Symptome zeigen konnte, dann musste es doch irgendwelche Ursachen geben, die dafür verantwortlich waren. Als Auguste Deter 1906 verstarb, arbeitete Alzheimer mittlerweile schon in München an der Psychiatrischen Klinik der Ludwig-Maximilians-Universität, wo er hauptsächlich forschte. Er ließ sich aber Gewebeproben ihres Gehirns aus Frankfurt schicken, um sie unter dem Mikroskop zu untersuchen.[14] Und hier machte er jene Entdeckung, die immer noch den Grundstock der Alzheimer-Forschung bildet: Er entdeckte seltsame Veränderungen, wie sie bei einem gesunden Gehirn nicht vorhanden waren. Zuerst einmal waren Nervenzellen abgestorben. In und um die abgestorbenen Hirnzellen herum fand Alzheimer Proteinstrukturen, die wie in Bündeln zusammengeknäult waren. Dies sind die sogenannten Fibrillen oder Neurofibrillen, das Wort steht für »feine Faser«. Zusätzlich nahm er über die ganze Großhirnrinde verstreut

Nervenzellen wahr, die von einer eigenartigen Protein-Ablagerung umgeben waren. Sie sehen unter dem Mikroskop wie Flecken aus und wurden »Plaques« genannt. Das Wort bedeutet aus dem Französischen übersetzt »Scheibe/Platte« und bezeichnet eine Erhebung in einer Fläche. (Wir alle kennen den Begriff Plaques im Zusammenhang mit unseren Zähnen.) Wie diese Neurofibrillen und Plaques wirken und wie sie Alzheimer-Demenz hervorrufen, dazu mehr auf Seite 29.[15]

Alzheimer hatte also die Neurofibrillen und die Plaques entdeckt und brachte beides in die medizinische Diskussion ein. Das nahm die Fachwelt erst mit Gleichmut auf: Auf einer Fachtagung im Jahr 1906 in Tübingen, der »37. Versammlung Südwestdeutscher Irrenärzte«, bei der Alzheimer seine Schlussfolgerungen vorstellte, gab es keine weiteren Fragen. Dass Alzheimer heute als Namensgeber dieser Erkrankung verewigt ist, hat er auch seinem Chef Emil Kraepelin zu verdanken. Kraepelin war Anfang des 20. Jahrhunderts ein weltbekannter Psychiater und in München als Direktor der Psychiatrischen Klinik der LMU Alzheimers Vorgesetzter und Förderer. Kurz nach Alzheimer hatte auch der Tscheche Oskar Fischer, ebenfalls Psychiater und Neuropathologe, diese Veränderungen im Gehirn beschrieben. Kraepelin, der mit Alzheimer in München zusammenarbeitete, verfasste 1910 ein sehr einflussreiches psychiatrisches Lehrbuch und verwies dabei auf beide Forscher, bezeichnete die Krankheit jedoch als »Alzheimersche Demenz«. Während eine Zeit lang sowohl Fischer als auch Alzheimer als Namensgeber im wissenschaftlichen Diskurs gleichberechtigt nebeneinanderstanden, verschwand der Name Fischer aber mit Einsetzen des Zweiten Weltkriegs. Dies war vermutlich eine späte Folge des deutschen Nazi-Terrors. Denn Fischer wurde von den Nationalsozialisten als nichtarisch eingestuft und in das Konzentrationslager Theresienstadt verbracht, wo er während des Krieges starb. Man vermutet, dass während der NS-Zeit verfolgte Forscher wie Fischer aktiv aus den Lehrbüchern gestrichen wurden und hinterher in Vergessenheit gerieten.[16]

Bemerkung am Rande: Auch Wissenschaftler haben Humor. So brachte ein Spaßvogel eine Tafel an Alois Alzheimers Geburtshaus an mit der Inschrift: »Lieber Alois, wir werden Dich nie vergessen!«

Nach dem Zweiten Weltkrieg wurde die Forschung zur Alzheimer-Demenz ausgeweitet, vor allem ab den 1970er-Jahren. Denn mehr und mehr erkannte man, dass Demenz-Formen nicht unbedingt ein »normaler« Begleitprozess des Alterns sind, sondern auf bestimmte Ursachen zurückgehen. Zudem gab es eine steigende Anzahl von Fällen: Da sich die Alterspyramide in den wohlhabenden westlichen Gesellschaften umkehrte – mehr ältere als jüngere Menschen –, gab es mehr und mehr Demenz-Patienten. Der Druck auf Politik und Wissenschaft stieg, Antworten auf die damit einhergehenden Fragen zu finden.[17]

In den USA wurde zum Beispiel 1974 extra eine neue Abteilung innerhalb des nationalen Gesundheitsinstitutes geschaffen, die sich nur mit der Forschung und Fragen zum Altern beschäftigt. In Deutschland lobbyierte das Kuratorium Deutsche Altersforschung (KDA) schon in den 1970ern für eine Pflegeversicherung, die die Betreuung im Alter absichern soll. Diese wurde schließlich 1995 eingeführt. Das KDA drängte in den vergangenen Jahrzehnten auch immer wieder auf die Entwicklung neuer Wohnformen für ältere Menschen: Im Jahr 2000 wurden etwa das erste Mal in einem Haus mehrere Wohngemeinschaften mit pflegebedürftigen und dementen Menschen eingerichtet.[18]

Die steigende Anzahl an Fällen brachte das Thema nicht nur in die Wissenschaft, sondern auch in die breite Öffentlichkeit. Populäre Alzheimer-Fälle wie der US-Präsident Ronald Reagan, der sich mit einem Brief von der amerikanischen Öffentlichkeit verabschiedete, gaben Alzheimer und Demenz ein Gesicht und eine Stimme. Auch der schlaue »Columbo«-Darsteller Peter Falk verlor durch die Krankheit sein Gedächtnis, der Schriftsteller Gabriel García Márquez, Fußball-Promi Rudi Assauer oder James-Bond-Mime Sean Connery erkrankten an Demenz.[19]

Heute ist die Demenz-Forschung vergleichsweise gut mit Fördergeldern ausgestattet und durchaus umfangreich. Aufgrund der steigenden Patientenzahlen stehen deswegen neben der medizinischen Forschung auch politische und ethische Fragen in der Diskussion: Wie kann die Pflege demenziell Erkrankter verbessert werden? Wie werden sie untergebracht und betreut? Und welche Auswirkungen hat zum Beispiel die Pflege von erkrankten Angehörigen auf die anderen Familienmitglieder? (Mehr dazu in Kapitel 3.)

Dazu noch eine kleine Anekdote am Rande: Einer meiner Freunde besuchte seine Tante im Seniorenheim anlässlich ihres 99. Geburtstags und plauderte mit ihr über alte Zeiten. Aus diesen waren im Gegensatz zur Gegenwart noch viele Ereignisse abrufbar. Der Freund machte sich dabei Notizen, um diese wertvollen Familien-Informationen festzuhalten. Auf einmal fragte die Tante: »Wie alt bin ich eigentlich?« Daraufhin schrieb er die Zahl 99 auf den Zettel und zeigte ihr die Zahl. Die Tante reagierte entrüstet: »Das akzeptiere ich nicht!« Also drehte der Freund den Zettel auf den Kopf und zeigte auf die 66. Die Dame war daraufhin zumindest etwas besänftigt und fragte. »Können wir darüber noch verhandeln?«

Als der Neffe dann gegangen war, fragte sie die Pflegekraft: »Wer war dieser nette Mann?«

Doch klären wir zuerst einmal, wie Demenzen überhaupt entstehen können und welche Arten es gibt.

Zwei verschiedene Ursachen gehirnorganischer Erkrankungen

Es gibt zwei unterschiedliche Arten demenzieller Erkrankungen, die abhängig von der Ursache, auf die sie zurückgehen, als neurodegenerativ bzw. vaskulär bezeichnet werden. Beginnen wir mit der Form, bei der sich das Gehirn verändert – sprich, mit der neurodegenerativen Form:

Die neurodegenerative Demenz

Alzheimer und einige andere, nicht so häufige Demenzen, die zum Beispiel infolge von Parkinson oder der Chorea-Huntington-Krankheit entstehen, haben eines gemeinsam: Als Auslöser werden Veränderungen in der Struktur des Gehirns verantwortlich gemacht. Dazu muss man allerdings sagen, dass die Medizin hier noch nicht hundertprozentig über alle Vorgänge Bescheid weiß, wie die Zusammenhänge sind und weshalb sie überhaupt auftreten. In den letzten Jahrzehnten hat man vor allem drei Merkmale im Gehirn als typisch für Alzheimer angenommen: Plaques, Neurofibrillen und abgestorbene Nervenzellen. Diese Annahme beruht auch auf einer simplen Beobachtung: je mehr Plaques, Neurofibrillen und tote Nervenzellen, desto schwerer die Krankheit. Daher betrachten wir die beiden Nervenzellen-Vernichter Neurofibrillen und Plaques mal genauer.

Plaques

Die Entstehung von Plaques beginnt mit einem Vorläuferprotein im Gehirn, dem sogenannten Amyloid-Precursor-Protein (APP). Welche Rolle APP bei einem gesunden Menschen ausfüllt, ist nicht vollständig bekannt. Es wird angenommen, dass es für das Überleben von Nervenzellen und die Aktivität der Synapsen wichtig ist. Das APP sitzt an der Außenhülle von Zellen.[20] Es wird nun im Gehirn aufgespalten. Dadurch entsteht ein Stoff, der mittlerweile als der Hauptbestandteil der Plaques identifiziert ist: das sogenannte Beta-Amyloid. Dieser Vorgang passiert übrigens bei jedem von uns, nicht nur bei späteren Alzheimer-Patienten. Wir alle produzieren dieses Beta-Amyloid, ein kleines Protein.

Der entscheidende Faktor, der als ursächlich für Alzheimer angesehen wird: Dieses Beta-Amyloid verklumpt nun und lagert sich an und zwischen den Nervenzellen ab. Eine Vermutung ist, dass bei Alzheimer-Patienten der Abbau des Beta-Amyloids nicht mehr richtig funktioniert und dieses sich im Gehirn ablagern kann. Dadurch entstehen die Plaques, die als Flecken rund um die Nervenzellen sichtbar werden. Zwar können auch gesunde Menschen diese Plaques aufweisen, doch bei Alzheimer treten sie in deutlich höherer Menge auf. Volumen und Dichte nehmen mit der Zeit zu. Diffuse Plaques kann man übrigens auch direkt nach Gehirntraumata vorfinden, wenn Menschen beispielsweise einen Verkehrsunfall erleiden oder die Treppe hinunterstürzen und dabei stumpfe Gewalt auf den Schädel und das Gehirn wirkt.

Ein Indiz für Beta-Amyloid als Schuldigen findet man, wenn man Personen mit dem Gendefekt Trisomie 21 betrachtet, auch Down-Syndrom genannt. Bei diesen Personen liegt das Chromosom 21 in jeder Zelle dreifach statt zweifach vor. Auf diesem Chromosom 21 liegt auch das für das APP zuständige Gen. Dadurch wird mehr APP aufgespalten und als Folge auch mehr Beta-Amyloid produziert. Und tatsächlich entwickeln Personen mit Trisomie 21 im Durchschnitt deutlich früher – mit 55 Jahren – eine Demenz, außerdem sind mit 65 Jahren bereits 90 Prozent von ihnen dement.[21]

Wie kommt es nun von den Plaques zum geistigen Abbau bei Alzheimer? Bisher nehmen die meisten Wissenschaftler an, dass die Plaques die Kommunikation zwischen den betroffenen Nervenzellen stören. Wenn diese Zellen nicht mehr kommunizieren können, dann können logischerweise keine Informationen mehr übermittelt werden, wie wir schon gesehen haben. Die Nervenzellen und Synapsen im Gehirn sterben schlussendlich ab. Nervenzellen- und Synapsenfunktion sind aber entscheidend für die intellektuelle Leistung. Und deswegen werden mit zunehmender Plaques-Dichte Gehirnareale, die für Gedächtnis, Denken, Sprache und Orientierung zuständig sind, so weit geschädigt, dass sie nicht mehr richtig funktionieren: zum Beispiel die Großhirnrinde und der Hippocampus.

In den letzten Jahren ist nun vermehrt die Diskussion aufgekommen, ob das Beta-Amyloid, das die Plaques bildet, der Hauptschuldige bei diesem großen Massaker im Gehirn ist. Denn bisher ist die Forschung nicht wirklich vorangekommen bei der Suche nach einem Gegenmittel, indem sie sich auf das Beta-Amyloid konzentriert hat.

Vor ein paar Jahren wurde etwa in den USA untersucht, ob ein Antikörper als Medikament geeignet sei, Beta-Amyloid aus dem Gehirn zu entfernen. Das Ergebnis war negativ.[22] Und tatsächlich gibt es noch weitere Stoffe, die am Schwund von Gehirnzellen beteiligt sind.

Neurofibrillen

Sie bestehen aus dem sogenannten Tau-Protein, das die Neuroimmunologin Inge Grundke-Iqbal in den 1980er-Jahren entdeckte. Dieses Protein ist im Gegensatz zu den Plaques nicht außerhalb, sondern im Inneren der Nervenzellen zu finden. Dort ist es wiederum Bestandteil der sogenannten Mikrotubuli, das sind röhrenförmige Eiweißstrukturen. Diese Röhrchen unterstützen den Transport von Nährstoffen innerhalb der Nervenzelle. Entscheidend für das Entstehen der Neurofibrillen ist nun ein anormaler chemischer Vorgang, eine sogenannte Hyperphosphorylierung. Das veränderte Tau-Protein sammelt sich in den Zellen zu den fasrigen Neurofibrillen an und lagert sich ab. Die Nervenzellen verlieren irgendwann ihre Funktion, sie verfallen und sterben ab.[23] Es gibt in der Wissenschaft eine Diskussion darüber, ob nun Plaques oder die Neurofibrillen den größeren Anteil an der Gehirnschädigung haben. Der bekannte deutsche Alzheimer-Forscher Christian Haass rät angesichts des Dilemmas zu einem Kompromiss: »Ich denke, es ist eine Kaskade: Das Amyloid wirkt von außen ganz oben in der Kaskade der Ursachen, unten wirkt das Tau innerhalb der Zelle.«[24]

Letztendlich ist dieser Abbau im Kopf von zwei Seiten ursächlich für das Fehlen eines Botenstoffes im Gehirn: Acetylcholin. Acetylcholin ist ein Neurotransmitter, der an vielen wichtigen Mental-Prozessen beteiligt ist, zum Beispiel bei der Übertragung von Informationen vom Gehirn an die Muskeln. Das bekannte südamerikanische Pfeilgift Curare zum Beispiel hemmt die Acetylcholin-Übertragung, dadurch versagt dann die Atmung. Acetylcholin ist aber auch an Gedächtnisprozessen und dem Erlernen von Inhalten beteiligt. Vereinfacht gesagt, wird durch den Nervenzellenabbau die

Acetylcholin-Versorgung im Gehirn erheblich gestört. Bricht die Botenstoffversorgung zusammen, brechen auch am Ende der Kette die geistigen Fähigkeiten ein.[25]

Diese Vorgänge passieren im Übrigen nicht von heute auf morgen. Oder von letztem Jahr auf heuer. Beta-Amyloid oder Tau-Proteine haben schon lange vor sich hin gewerkelt, bevor wir im Alltag etwas bemerken. Vielmehr geht es jahrzehntelang so, bis das Gehirn so stark geschädigt ist, dass Symptome auftauchen. Es ist ein schleichender Prozess. Dann könnte man doch eigentlich schon viel früher feststellen, ob bei jemandem Vorläuferprozesse von Alzheimer stattfinden, werden Sie jetzt vielleicht sagen. Ja, prinzipiell ginge das. Die Medizin hat Verfahren entwickelt, bei denen leicht radioaktive Substanzen im Blut, die vorher verabreicht wurden, die Plaques-Ablagerungen markieren und via Gehirn-Scans sichtbar gemacht werden. Auch mit einem neuen Bluttest lässt sich vorab eine Aussage machen, ob irgendwann ein Gedächtnisverlust droht. Doch vor dieser Klarheit scheuen die meisten von uns zurück. Verständlicherweise.[26] Aus Furcht vor dem Ergebnis. Außerdem berücksichtigen diese Verfahren nicht eine weitere Form der Demenz. Nämlich vaskuläre demenzielle Erkrankungen, die zum Teil plötzlich auftreten können. Dazu kommen wir jetzt:

Die vaskuläre Demenz

Nach Alzheimer haben die sogenannten vaskulären Demenzen den zweitgrößten Anteil: In Europa und den USA gehen schätzungsweise 10 bzw. 30 Prozent der hirnorganischen Erkrankungen darauf zurück. »Vaskulär« bezieht sich auf die Blutgefäße in unserem Körper. Sie sind die Transportwege, auf denen Nährstoffe und Sauerstoff vom Herzen ins Gehirn geliefert werden. Doch kommt es bei diesem Demenz-Typ zu Engpässen und damit zu einer Unterversorgung des Gehirns.

Das Gehirn ist ein Organ, das im Vergleich zu seiner Größe überproportional viel Energie benötigt. Tritt nun an den Transportwegen, den Blutbahnen, ein Problem auf, kann nicht mehr ausreichend Blut ins Gehirn transportiert werden. Die Versorgung ist eingeschränkt, und es kommt zum sogenannten Infarkt. Bei diesem Wort denken die meisten Leute an einen Herzinfarkt. Genau genommen bedeutet Infarkt, dass etwa durch zu wenig Sauerstoff Nervenzellen absterben. Das schädigt das Gehirn nachhaltig. Es verliert seine Leistungsfähigkeit, der Denk-Muskel erschlafft.

Bei vaskulären Demenzen treten oftmals sogenannte Multiinfarkte auf. Das heißt, viele kleine Infarkte, die häufig nicht bemerkt werden, weil sie zu Beginn keinen schwerwiegenden Schaden verursachen. Aber auch ein einzelner Infarkt, der strategisch ungünstig auftritt, kann bereits eine Demenz verursachen. Der sogenannte Thalamus-Infarkt ist ein Beispiel dafür. Wird dieses Gehirnareal nicht mehr ausreichend versorgt, ist eine Demenz mit Gedächtnisstörungen die Folge. Gleichzeitig kann auch ein »richtiger« Schlaganfall, den jährlich circa 200 000 Menschen in Deutschland erleiden, eine Demenz auslösen. Schließlich wird dabei ein ganzes Gehirnareal plötzlich von der Blutversorgung abgeschnitten.

Grundsätzlich haben Durchblutungsstörungen im Gehirn unterschiedliche Ursachen:

- Sie können durch Ablagerungen beispielsweise von Blutfetten in den Arterien entstehen. Umgangssprachlich sagt man dazu auch »Verkalkung«. Das Blut kann nicht mehr ungehindert fließen, und es kann sich ein Pfropf aus Blutplättchen bilden. Eine andere Möglichkeit ist ein »Aneurysma«. Dabei sind die Wände der Blutgefäße durch Ablagerungen so geschwächt, dass die Arterie gewissermaßen nach außen wegsackt oder gar reißt und Blut austritt.
- Es kann sich auch ein Blutpfropf im Gehirn bilden. Das kann den Verschluss eines Gefäßes nach sich ziehen und damit die komplette Sauerstoffversorgung eines Hirnareals kappen.

› Die andere Variante ist ein Blutgerinnsel. Es entsteht oft an anderer Stelle, nämlich im Herzen. Bei Herzrhythmusstörungen etwa pumpen die beiden Vorhöfe nicht mehr so, wie sie sollten. Das lässt nicht selten ein Gerinnsel entstehen, bei dem Blutzellen und Blutplättchen gewissermaßen zusammenkleben und eine Art festen Pfropf bilden. Bei offenen Wunden ist dies hilfreich, an anderer Stelle gefährlich: Dieser Pfropf kann nämlich mit dem Blut über die Arterien bis ins Gehirn getragen werden. Werden die Blutgefäße dann enger, weil sie sich im Gehirn verästeln, bleibt der Pfropf stecken und blockiert den Blutfluss und die Energieversorgung des Denkorgans.

Damit sind die Risikofaktoren für eine vaskuläre Demenz eigentlich dieselben wie für allgemeine Herz-Kreislauf-Erkrankungen. Alles, was die Blutgefäße oder das Herz schädigt, kann Auslöser einer vaskulären Demenz sein: etwa Bluthochdruck, ungünstige Blutfettwerte, Rauchen, ungesunde Ernährung, Bewegungsmangel etc. Ein Unterschied zwischen Alzheimer- und vaskulärer Demenz betrifft vor allem das Gedächtnis: Während es bei Alzheimer schon relativ früh zu Lücken kommen kann, ohne dass die Patienten einsehen, dass sie erkrankt sind, stehen bei vaskulären Demenzformen vor allem Langsamkeit, allgemeine Schwierigkeiten beim Denken oder wechselnde Stimmungen im Vordergrund.

So trennscharf wie neuronale und vaskuläre Demenz hier präsentiert wurden, geht es aber oftmals in den Gehirnen der Patienten nicht zu. Wahrscheinlich muss bei vielen Formen der Demenz statt von einer klaren Ursache von einer Mischung ausgegangen werden – sowohl neuronale als auch vaskuläre Einflussfaktoren führen zum Entstehen der Erkrankung. Bei vielen Patienten mit Alzheimer-Demenz findet die Medizin auch Hinweise darauf, dass sie zuvor Hirninfarkte erlitten haben. Das bringt uns zu der wichtigen Frage: Welche Faktoren begünstigen den Gedächtnisschwund?

Diese Faktoren begünstigen neuronale Einschränkungen

Wie eben schon anklang, gibt es Faktoren, die die gehirnorganische Beeinträchtigung katalysieren. Etwa ungesunde Ernährung, zu wenig Bewegung, aber auch psychosoziale Faktoren wie Stress oder Einsamkeit zählen dazu, ebenso wie Umweltgifte und Vorerkrankungen. Sie erhöhen die Wahrscheinlichkeit, an einer Demenz zu erkranken – im Einzelnen sind das:

Diabetes Typ II bzw. Diabetes Typ III

Diabetes ist eine Volkskrankheit der westlichen Welt: Allein in Deutschland sind an »Zucker« zwischen neun und zehn Millionen Menschen erkrankt.[27] Bei 80 bis 90 Prozent der Betroffenen wurde ein »Diabetes Typ II« diagnostiziert. Damit haben diese acht bis neun Millionen Menschen ein bis zu doppelt so hohes Risiko, demenziell zu erkranken.[28]

Das liegt an der Schlüsselrolle, die das körpereigene Hormon Insulin spielt. Insulin hilft dem Körper, Zucker aus dem Blut in den Zellen aufzunehmen, um dort zu Energie verarbeitet zu werden. Der Botenstoff reguliert außerdem die Produktion von Zucker in der Leber. Bei Typ-2-Diabetes werden die Köperzellen nun zunehmend unempfindlich gegenüber dem Insulin, sie bilden eine Resistenz aus. Der Zucker kann nicht mehr verarbeitet werden, er bleibt im Blut. Dieser hohe Blutzuckerspiegel schädigt in der Folge die Blutgefäße, Nerven und Organe. Besonders Herz-Kreislauf-Erkrankungen werden dadurch begünstigt, Herzinfarkt oder Schlaganfall sind mögliche Gefahren.[29]

Früher wurde Typ-2-Diabetes als »Altersdiabetes« bezeichnet, weil er vor allem bei älteren Menschen auftrat. Mittlerweile steigt die Zahl der jüngeren Patienten. Die Erklärung ist einfach: Eine ungesunde Lebensweise wie zu hoher Zuckerverzehr durch schlechte Ernährung und zu wenig Bewegung begünstigen das Auftreten der Erkrankung. Dass mit Diabetes auch das Demenz-Risiko steigt, hat zum einen mit den körperlichen Ursachen und Folgen und zum anderen mit dem Insulin zu tun. In der Summe kann man sagen: Wer ungesund lebt, erhöht sein Risiko sowohl für Diabetes als auch für Demenz: Mit Übergewicht, Bluthochdruck und einem gestörten Fetthaushalt erhöht sich die Gefahr einer Herz-Kreislauf-Erkrankung, wodurch wiederum Durchblutungsstörungen wie Schlaganfall oder stumme Hirninfarkte auftreten können – wie bereits beschrieben. Sie sind ausschlaggebend für eine vaskuläre Demenz.

Ein chronisch hoher Blutzuckerspiegel kann zudem toxische Prozesse auslösen, die das Gehirn schneller altern lassen. Wichtig ist außerdem die Rolle, die Insulin im Gehirn spielt. Der Botenstoff ist dort für das Bereitstellen von Energie zuständig, aber auch für die Entstehung neuer neuronaler Verbindungen. Doch aufgrund des jahrelangen übermäßigen Zuckerkonsums gelangt der Treibstoff nicht mehr in die Gehirnzellen. Warum? Weil die Rezeptoren imprägniert sind. Das heißt, durch den Zucker verklebt. Folglich verhungern die Zellen auf der anderen Seite der Barriere. Insulinrezeptoren sind besonders in den Gehirnregionen vorhanden, die für Gedächtnisfunktionen wichtig sind. Wenn das Insulin nun aufgrund der Diabetes-Krankheit »ausgesperrt« bleibt, sind all diese wichtigen Prozesse gestört, und die Leistungsfähigkeit des Gehirns nimmt ab.

Diesen Zusammenhang zwischen Insulin und Gehirnschädigungen kann man auch sehr gut bei der Alzheimer-Krankheit beobachten. Denn bei der Entstehung von Alzheimer sind etwa die Andockstellen für Insulin an den Nervenzellen und Insulin-ähnliche Wachstumsfaktoren stark geschrumpft – selbst wenn zeitgleich kein Typ-2-Diabetes beim Patienten vorliegt. Andersherum, bei Diabetes ohne Alzheimer sind die Andockstellen für Insulin-ähnliche Wachstumsfaktoren noch im Gehirn vorhanden. Diese Insulin-Resistenz nimmt zu, je weiter Alzheimer fortschreitet. Manche Wissenschaftler sprechen deswegen bei Alzheimer sogar von einem »Typ-3-

Diabetes«. Wieder einmal ein Argument dafür, zumindest eine »Low Carb«-Ernährung durchzuführen – bevor es zu spät ist.[30] Mit dem Thema Ernährung befassen wir uns in Kapitel 2 ausführlich.

Morbus Parkinson

Die schüttelnden Bewegungen, das Zittern kennzeichnen Parkinson-Patienten. Sie haben auch ein erhöhtes Risiko, an Demenz zu erkranken: 30 bis 40 Prozent der an Parkinson Leidenden weisen irgendwann Symptome dieser gehirnorganischen Erkrankung auf. Allerdings ist dies sehr schwierig zu erkennen: Denn Parkinson führt durch ein Fortschreiten der Erkrankung zu einer Verlangsamung des Sprechens und aller Bewegungen inklusive der Feinmotorik. Betroffene wirken deswegen »langsam« und »starr«, was häufig mit einem geistigen Abbau verwechselt wird, obwohl sie im Anfangsstadium noch vollkommen klar sind.[31]

Es ist gar nicht so einfach, die Diagnose Parkinson zu stellen. Oft fällt beim Gangbild auf, dass ein Arm nicht mehr richtig mitschwingt, sondern enger am Körper anliegt.

Meine Patienten hole ich immer persönlich vom Wartebereich ab und rufe nicht einfach »der Nächste bitte«. Auf den 15 Metern zum Sprechzimmer lasse ich die Patienten vorweglaufen. Dabei merken die Menschen gar nicht, wie viele Informationen ich dabei bereits sammle via Gangbild, den Bewegungsablauf, die Länge der Schritte, die Neigung des Kopfes etc. Das alles fließt in das Bild ein, das ich mir von den Patienten mache und das auch als Grundlage für die weitere Diagnostik dient.

Indizien über Gesundheit kann aber auch die Handschrift eines Menschen geben. Die handschriftliche Einladung zum Geburtstag eines Freundes ließ mich die Verdachtsdiagnose »Parkinson« stellen. Denn typischerweise verändert sich bei diesem Krankheitsbild oft die Handschrift. Sie wird kleiner und zittriger. Leider hat sich mein Verdacht dann bewahrheitet.

Ähnlich wie bei der Alzheimer-Krankheit ist die Ursache von Parkinson eine Veränderung im Gehirn: Die sogenannte Substantia nigra (Schwarze Substanz), eine Kernregion des Gehirns, wird durch bislang nicht bekannte Ursachen abgebaut, der Dopamin-Gehalt sinkt. Treten Parkinson-Symptome auf, ist der Dopamin-Spiegel bereits auf 70 bis 80 Prozent gesunken. Dopamin reguliert unter anderem das Zusammenspiel der Muskeln bei An- und Entspannung. Ist noch etwas Substantia nigra erhalten, verordne ich meinen Patienten hoch dosiert die essenziellen Aminosäuren Phenylalanin und Tyrosin. Das sind die limitierenden Aminosäuren für die körpereigene Dopamin- und Noradrenalin-Produktion. Unter dem Strich heißt das: wenig Aminosäuren, wenig Hormon. Bei nachgewiesenem Mangel gebe ich diese natürlichen Aminosäuren auch intravenös, um die natürliche Hormonproduktion zu unterstützen.

Meine Behandlungsmethode bringt mir aber leider nicht nur Freunde ein. Offizielle Organe wie die Ärztekammer halten das für umstrittene Außenseitermethoden. Obwohl diese Zusammenhänge in jedem Lehrbuch der Biochemie für jeden nachlesbar sind. Würde ich sofort ein Medikament verordnen und nicht mit essenziellen Stoffen arbeiten, gäbe es keine Kritik.

Leider kommt es durch die geringe Menge des Botenstoffes Dopamin zu Störungen. Allerdings scheinen auch andere Botenstoffe, zum Beispiel das schon erwähnte Acetylcholin, ebenfalls bei der Entstehung von Parkinson beteiligt zu sein. Natürlich ist Parkinson nicht das Gleiche wie Demenz, aber es beschleunigt Verfallsprozesse im Gehirn und begünstigt die Entstehung einer Demenz. Ausschlaggebend dafür ist das Lebensalter, wie beispielsweise die australische Forscherin Glenda Halliday in ihrer Langzeitstudie nachweisen konnte. Sie untersuchte Parkinson-Patienten, die zu Beginn der Studie im Jahr 1987 durchschnittlich 62 Jahre alt waren. Ein Viertel der Teilnehmer hatte bereits eine Demenz. In den ersten zehn Jahren der Studie stieg der Wert auf 38 Prozent. In den nächsten fünf Jahren sogar bis auf 70 Prozent, und nach 20 Jahren waren 83 Prozent der

Überlebenden dement. Eine besonders radikale Form von Demenz, die bei Parkinson auftreten kann, ist die Demenz mit Lewy-Körperchen. Bei dieser Demenzform sind kleine Proteineinschlüsse in Gehirn-Nervenzellen charakteristisch, die namensgebenden Lewy-Körperchen. Innerhalb eines Jahres nach Auftreten der ersten Parkinson-Symptome kann eine Demenz auftreten, bei der die Betroffenen auch halluzinieren.[32]

Stress

Stress vermindert unsere geistige Leistung. Das hat zwei Gründe: An der Stirnseite unseres Gehirns liegt der sogenannte präfrontale Cortex. Dieser ist für die Handlungssteuerung zuständig: Wir sehen etwas, der visuelle Reiz gelangt in unser Gehirn, dort prüft dieses Areal, wie wir darauf reagieren. In enormen Stresssituationen wird dieses Gehirnareal übergangen. Das liegt daran, dass unser Stressprogramm in grauer Vorzeit angelegt wurde. Griff ein Säbelzahntiger oder ein anderer Clan an, galt es, schnell zu reagieren. Mit einer sogenannten »Fight-or-Flight«-Reaktion, entweder Kampf oder Flucht. Bei Dauerstress führt das dazu, dass der präfrontale Cortex, der darauf trainiert ist, in solchen Fällen öfter abzuschalten und Energie zu sparen, das auch tut. Weil er aber auch noch für das Kurzzeitgedächtnis zuständig ist, leidet dieses als Nebeneffekt von permanentem Stress.

Der zweite Grund liegt in unserem Hormonhaushalt. In Spannungssituationen werden die Hormone Adrenalin und Cortisol produziert. Und besonders Cortisol kann das Gehirn schädigen, weil es aktiv Synapsen abbaut. Die Synapsen sind wichtig, damit ein chemischer oder elektrischer Reiz von einer Nervenzelle an die nächste übermittelt werden kann. Neben anderen Krankheitsbildern, die ein hoher Cortisol-Spiegel beeinflusst, haben Harvard-Forscher in einer Studie herausgefunden: Wer zu viel dieses Hormons im Körper hat, schneidet schlechter bei Tests zu kognitiven Fähigkeiten, Aufmerksamkeit und Gedächtnis ab. Bei Frauen mit hohem

Morgen-Cortisol war auch das Großhirnvolumen verringert. Es gab ebenso Hinweise auf einen Zusammenhang zwischen viel Cortisol und Schäden an Faserbahnen im Gehirn, die aus Axonen bestehen und die verschiedenen Gehirnareale wie ein Wegesystem verbinden. Das erklärt auch, warum Frauen, etwa weil die Schlafarchitektur gestört ist und sie immer mit einem Ohr beim Kind sind, sich schlechter konzentrieren können. Selbst wenn die Kinder aus dem Haus sind, kann dieses Wechselspiel aus Stress, schlechtem Schlaf und Konzentrationsstörungen anhalten. Aber es lässt sich auch wieder rückgängig machen. Es gibt immer Hoffnung![33]

Einen Zusammenhang zwischen Stress und gar »Honig im Kopf« lieferte eine Studie aus Schweden, für die Wissenschaftler der Universität Göteborg ein Zeitfenster von 38 Jahren betrachteten. Zu Beginn der Studie 1968 wählten sie insgesamt 800 Frauen aus vier Geburtsjahrgängen 1914, 1918, 1922 und 1930 aus. Bis 2006 starb etwas mehr als die Hälfte, 153 wurden dement – 104 davon prägten Alzheimer aus. Die Frauen wurden immer wieder nach bestimmten psychosozialen »Stressoren« befragt – etwa Probleme im Job, Krankheit des Partners, Sucht in der Familie, Scheidungen, Todesfälle oder Ähnliches. Wenig überraschend hatten die meisten der Frauen zumindest einen Stressor schon einmal erlebt, nur 18 Prozent gaben überhaupt keinen an.

Das Ergebnis: Auch wenn andere Risiken wie Rauchen, Diabetes oder viel Alkohol berücksichtigt wurden, war die Demenzrate höher, wenn Stressoren auftraten, und zwar um 16 Prozent pro Stressfaktor. Die Demenzrate war umso höher, je mehr Faktoren auftraten. Außerdem fragten die Forscher die Frauen, ob in den letzten fünf Jahren Zeitabschnitte von mindestens einem Monat mit Schlafproblemen, Reizbarkeit, Nervosität oder Anspannung aufgetreten waren. Zwischen 11 und 20 Prozent der Frauen antworteten auf diese Frage mit Ja. Vor allem jene, die schon zu Studienbeginn Stressfaktoren angegeben hatten – bei ihnen lag die Alzheimer-Rate später um 60 Prozent höher als bei anderen Frauen der Gruppe.

Aber auch bei den Studienteilnehmerinnen, die keine derart starken Beeinträchtigungen wie etwa Schlafprobleme erlebt hatten, die aber trotzdem einen Stressfaktor angaben, war die Demenz- und Alzheimer-Rate erhöht: und zwar pro Stressfaktor um 13 Prozent bei Demenz und bei Alzheimer um 17 Prozent. Das schwedische Team schlussfolgerte daraus: Auch wenn der Alltagsstress im mittleren Lebensalter nicht als sehr belastend empfunden wird, stellt er ein Risiko dar.[34]

Weil das Stresshormon so wichtig ist und erhöht langfristig auch gefährlich sein kann, messe ich das Cortisol bei vielen meiner Patienten über einen Speicheltest. Diesen kann jeder auch über meine Praxis anfordern und von zu Hause aus machen. Die Auswertung mit den entsprechenden Tipps erhalten Sie dann per Post.

Wichtig: Cortisol ist das stärkste Hormon mit abbauender Wirkung. Folglich unterdrückt es die aufbauenden Hormone, denn bremsen und Gas geben funktioniert nicht gleichzeitig. Die Sexualhormone und das wichtige Anti-Aging-Hormon HGH werden ebenso supprimiert wie die »Rückenwindhormone« im Gehirn. Etwa das Stimmungshormon Serotonin sowie das Antriebshormon Dopamin.

Einsamkeit

Einsam zu sein bedeutet, immer freudloser, trauriger und grauer im Denken zu werden. Kein Wunder, dass das Gefühl von Einsamkeit im Gehirn im gleichen Zentrum verarbeitet wird wie Schmerz. Darum lindern Schmerzmittel vorübergehend dieses dumpfe Gefühl. Folglich neigen einsame Menschen zum Schmerzmittelmissbrauch. Doch hat Einsamkeit noch weitere Folgen, so der Gehirnforscher Manfred Spitzer: Betroffene würden häufiger als andere Menschen beispielsweise einen Herzinfarkt oder Schlaganfall erleiden bzw. an Krebs, Depressionen und an Demenz erkranken. Zudem breite sich Einsamkeit wie eine Epidemie aus, meint der Wissenschaftler und spricht von einem »Megatrend«, der nicht unterschätzt werden dürfe. Wissenschaftler der Florida State University wollten es noch genauer wissen und herausfinden, ob Einsamkeit ein Risikofaktor für Demenz wäre. Sie arbeiteten ab dem Jahr 2006 mit knapp 12 000 Probanden, alle über 50 Jahre alt, und befragten diese über einen Zeitraum von zehn Jahren regelmäßig am Telefon: Sie sollten berichten, wie einsam und sozial isoliert sie sich fühlten, und Auskunft über andere Risikofaktoren geben. Die Wissenschaftler stellten zum Beispiel Fragen dazu, mit wem die Probanden zusammenlebten oder ob sie regelmäßig Kontakt zu Familie, Freunden oder Kindern hatten. Alle zwei Jahre wurden außerdem ihre geistigen Fähigkeiten nach einem verbreiteten Demenz-Test untersucht und mit Punkten bewertet: Sie sollten Wörter wiederholen, einfache Rechenaufgaben lösen oder rückwärts zählen.

Gut 1100 Personen von den 12 000 erkrankten in diesen zehn Jahren an Demenz. Als das Team am Ende die Daten auswertete, stellte es fest: Personen, die sich einsam fühlten, hatten ein bis zu 40 Prozent höheres Risiko, dement zu werden. Gleichzeitig stellte sich heraus, dass die Ergebnisse für alle Teilnehmergruppen galten, egal, welches Geschlecht, welche Ethnie, welchen Bildungsgrad oder welches genetische Risiko sie aufwiesen.[35]

Wie kommt es zu diesem Demenz-Turbo Einsamkeit? Zuerst einmal haben einsame Menschen öfter einen ungesunden Lebensstil als sozial eingebundene Menschen. Das begünstigt die Entstehung einer Demenz schon mal grundsätzlich: Sie sind körperlich weniger aktiv und haben möglicherweise Depressionen. Doch selbst wenn man diese allgemeinen Risikofaktoren herausrechnet, bleibt Einsamkeit weiterhin ein auffälliger Risikotreiber. Die Medizin vermutet, dass das Einsamkeitsgefühl bestimmte körperliche Prozesse verstärkt, wie Entzündungsreaktionen im Körper und eine stärkere Reaktion auf das Stresshormon Cortisol. Auch die für Demenz so wichtigen Gehirnstrukturen scheinen durch Einsamkeit in Mitleidenschaft gezogen. Neurowissenschaftler stellen die Theorie auf, dass Einsamkeit Prozesse im Gehirn auslöst, die am Ende den Hippocampus schädigen – und so etwa der Alzheimer-Demenz Vorschub leisten.[36]

Depression

Demenzen und Depressionen sind manchmal selbst für Mediziner nicht so ganz einfach auseinanderzuhalten oder treten oftmals zusammen auf. Bei einer ausgeprägten Depression lassen die Interessen der Patienten nach, sie wirken verlangsamt, sind unaufmerksam oder zerstreut, und das Gedächtnis verschlechtert sich.

Neben diesen Schwierigkeiten in der Diagnose ist eine Depression aber auch ein handfester Risikofaktor für die Entstehung einer Demenz. Die Forschung ist sich einig darüber: Wer depressiv war oder ist, hat ein höheres Risiko, später dement zu werden. Als Hausnummer wird hier öfter der Faktor 2 genannt, zum Beispiel in einer Studie der University of Massachusetts, die über 17 Jahre lief. Das bedeutet: Menschen, die Depressionen haben, haben ein doppelt so hohes Risiko, auch demenziell zu erkranken. Außerdem beobachtet man, dass Betroffene, die gleichzeitig eine starke Depression aufweisen, schneller und stärker dement werden.

Als Schuldige oder zumindest Verdächtige hat die Medizin wiederum die Plaques und Neurofibrillen im Blick. Bei der Untersuchung von Patienten, die zuerst depressiv und dann dement wurden, fand man im Hippocampus eine deutlich erhöhte Anzahl dieser Demenz-Marker im Vergleich zu anderen demenziell Erkrankten, die keine Depressionen aufwiesen. An der Harvard-Universität wurden zum Beispiel 270 Senioren untersucht. Diejenigen, die mehr Beta-Amyloid-Ablagerungen, sprich Plaques, aufwiesen, zeigten auch mehr ängstlich-depressive Symptome. Eine Forschergruppe des Deutschen Zentrums für Neurodegenerative Erkrankungen in Magdeburg sah 2018 einen Zusammenhang zwischen Tau-Ablagerungen (Hauptbestandteil der Neurofibrillen) und Gedächtnisverlust.

Dass Depressionen das Demenz-Risiko schüren, hängt vermutlich auch mit einem veränderten Lebensstil zusammen: Depressive Menschen leben allgemein ungesünder, bewegen sich weniger und haben weniger soziale Kontakte (siehe »Einsamkeit«). All das wirkt sich beeinträchtigend auf unsere Gesundheit aus – und führt bei depressiven Menschen häufiger zu einer gehirnorganischen Diagnose.[37]

Doch nicht nur Vorerkrankungen und psychosoziale Faktoren erhöhen das Risiko, sein Gedächtnis zu verlieren, sondern auch bestimmte Bakterien.

Cyanobakterien

Ein simpler Umkehrschluss hilft in der Wissenschaft immer wieder dabei, Ursachenverknüpfungen zu entlarven: Tritt an einem Ort eine Krankheit deutlich häufiger auf als in der restlichen Welt, ist das höchstwahrscheinlich kein Zufall – sondern ein Indiz dafür, diese Umgebung näher nach besonderen Risikofaktoren zu inspizieren.

Das war auch auf der kleinen Pazifikinsel Guam der Fall, die seit 1898 unter amerikanischer Verwaltung war und später zum Militärstützpunkt wurde. Dort stellten Mediziner fest, dass einige Ureinwohner sehr früh dement wurden. Chamorros – der Name der Ureinwohner –, die Guam verließen, hatten diese Auffälligkeit nicht. Andere Personen, die auf die Insel kamen und wie die Chamorros dort lebten, waren allerdings ebenfalls davon betroffen. Es musste also irgendetwas auf Guam oder in der Lebensweise der Chamorros geben, das die Entwicklung einer hirnorganischen Erkrankung förderte.

Eine mögliche Ursache fand ein amerikanisches Team um den Ethno-Mediziner Paul Cox schließlich in kleinen Bakterien, den sogenannten Cyanobakterien. Diese Bakterien kommen auch im Wasser vor. Dort sind sie teilweise für das Phänomen der »Algenblüte« verantwortlich; sie färben das Wasser grün, wenn sie sich massenweise vermehren. Diese Cyanobakterien produzieren ein Gift namens Beta-Methylamino-L-Alanin, kurz BMAA. Dieses BMAA haben nun einige Wissenschaftler im Verdacht, das Gehirn zu schädigen. Auf Guam kommen auch in den Wurzeln mancher Palmen Cyanobakterien vor. Die Chamorros machen Mehl aus den Samen der Palmen. Außerdem fressen Flughunde, große Fledermäuse, diese Samen. Die Chamorros wiederum jagen die Flughunde und essen deren Fleisch. Drei Umstände, die dazu führen, dass Chamorros immer wieder kleine Mengen des BMAA aufnehmen.

Die amerikanischen Forscher versuchten, das BMAA als Schuldigen festzunageln. Sie gaben Meerkatzen-Affen 40 Tage lang entweder ein Placebo oder BMAA. Hinterher untersuchten sie die Affengehirne. In den Gehirnen der Affen, die BMAA bekommen hatten, fanden sie die Alzheimer-typischen Plaques.

Ein weiteres Indiz für den Zusammenhang zwischen der Ausprägung einer Demenz und dieser Bakteriengattung lieferten Delfine. Durch die »Algenblüte« in den Ozeanen reichert sich BMAA in der Nahrungskette an. Ein amerikanisches Team aus Neurologen, Biologen und Chemikern vermutete deswegen, dass die fischfressenden Delfine das BMAA aufnehmen. Sie untersuchten daraufhin 14 Delfine, die an der gesamten Ostküste der USA gestrandet und verendet waren. Und tatsächlich fanden sie bei 13 der 14 Delfine BMAA im Gehirn. In Florida, wo die Algenblüte häufiger auftritt als im Nordosten der USA, war die BMAA-Konzentration dreimal so hoch. Waren die Delfine möglicherweise deswegen gestrandet, weil sie durch Demenz-Symptome die Orientierung verloren? Mit Gewissheit lässt sich das natürlich nicht sagen, da man einen wilden Delfin nicht auf solche Symptome hin untersuchen kann. Aber immerhin fanden die Wissenschaftler in den Delfin-Gehirnen die Alzheimer-typischen Plaques aus Beta-Amyloid sowie beschädigte Nervenzellen.[38])

Die Wissenschaftler gehen deshalb davon aus, dass Cyanobakterien und ihr Gift auch den Menschen beeinträchtigen können. Bis dies endgültig geklärt ist, raten sie zur Vorsicht. In Kontakt mit dem Gift können wir zum Beispiel beim Baden oder über den Genuss von Meeresfrüchten kommen. Und noch eine eher schlechte

Aussicht: Durch den von uns Menschen gemachten Klimawandel tritt die Algenblüte weltweit immer häufiger im Meer wie auch in Seen auf. Bei der Auswertung von Satellitenbildern von 71 Seen auf der ganzen Welt kam heraus: Bei zwei Dritteln der Seen nahm die Anzahl der Algenblüte in den letzten 30 Jahren stetig zu.[39] Doch auch für andere Umweltschädigungen sind wir verantwortlich, wie für den immer stärker zunehmenden Feinstaub in unserer Luft. Auch er schädigt unsere Denkstrukturen.

Feinstaub

Spätestens seit dem Diesel-Skandal der großen deutschen Autohersteller kennt jeder von uns das Phänomen »Feinstaub«. Es ist ein Oberbegriff für Partikel, die in der Luft vorkommen und weniger als zehn Mikrometer Durchmesser haben. Sie bleiben eine Weile in der Luft und sinken dann zu Boden. Deswegen können wir sie einatmen. Feinstaub entsteht nicht nur, wenn ein veralteter Dieselmotor läuft, sondern auch, wenn ein Auto abbremst und es zu einem feinen Abrieb der Reifen kommt, der in die Luft entweicht. Ebenso tragen ein offener Kamin, Bodenerosion, Bauarbeiten, ein Vulkanausbruch, Silvesterfeuerwerk, eine gerauchte Zigarette oder Tierhaltung samt Gaserzeugung zur Feinstaubbildung bei. Somit ist der Verkehr in Deutschland nur ein Teilverursacher von Feinstaub. Im Jahr 2015 waren zum Beispiel die größten Feinstaub-Erzeuger in Deutschland laut Umweltbundesamt die Landwirtschaft und der Umschlag von Schüttgütern. Abhängig vom Verursacher besteht Feinstaub aus vielen verschiedenen Stoffen: Sulfat, Nitrat, Ammoniak, Natriumchlorid, Kohlenstoff, mineralischer Staub und Wasser gehören dazu.[40]

Dass Feinstaub für unsere Gesundheit nicht sehr förderlich ist, ist mittlerweile unbestritten. Sofern Sie schon einmal in einer Smog-verhangenen Stadt außerhalb Europas durch die Straßen gelaufen sind, können Sie das gut nachvollziehen. Feinstaub wird für ein höheres Risiko von Krebs und Herz-Kreislauf-Erkrankungen verantwortlich gemacht. Das deutsche Umweltbundesamt schätzt, dass bis zu jeder fünfte Lungenkrebs-Tote auf Feinstaub zurückzuführen ist.[41] Und jetzt auch noch Demenz? Ja, tatsächlich sieht es so aus, als ob Feinstaub auch Demenz fördert. Zu dieser Erkenntnis gelangte eine Studie, die Gesundheitsdaten der Londoner Bevölkerung auswertete. Über Hausarztpraxen konnten die Wissenschaftler auf die anonymisierten Datensätze von 130000 Einwohnern zurückgreifen. Diese waren im Jahr 2004 zwischen 50 und 79 Jahre alt und hatten bislang keine Demenz diagnostiziert bekommen.

Sieben Jahre folgten die Wissenschaftler den Studienteilnehmern: Da sie den Wohnort der Personen kannten, konnten sie die Personen einer jährlichen Belastung durch Feinstaub, Stickoxid, Ozon und Lärm zuordnen. In diesen sieben Jahren bekamen 1,7 Prozent der Patienten die Diagnose Demenz gestellt. Wer in einem Gebiet mit hoher Belastung durch all diese Einflüsse lebte, hatte ein deutlich höheres Risiko demenziell zu erkranken. Diesen Zusammenhang könne man auch nicht durch andere Faktoren wie Rauchen oder Diabetes erklären, betonten die Wissenschaftler.[42]

Je mehr Feinstaub, desto mehr Gehirnschädigung also? Zunächst einmal belegt die Studie einen Zusammenhang, aber noch keine Ursache. Ob und wie Luftverschmutzung tatsächlich das Gehirn beschädigt, ist noch nicht bekannt. Aber die Anzeichen verdichten sich, dass hier ein Risiko verborgen liegt – und das nicht nur bei alten Menschen.

Eine andere Gruppe von Forscherinnen und Forschern der University of Montana nahm sich eine der größten Megacitys mit starker Luftverschmutzung vor: Mexiko-Stadt. Die Wissenschaftler wählten einen anderen Weg der Untersuchung: Postmortal nahmen sie die Gehirne von 203 verstorbenen Einwohnern in Augenschein. Deren Durchschnittsalter war allerdings nicht 50 plus. Nein. Es lag bei 25 Jahren. Sie suchten nach den beiden Markern für Alzheimer, die wir schon kennengelernt haben, das Beta-Amyloid und das Tau. Die Forscher konstatierten in ihrer Arbeit erschrocken: Sogar bei einem elf Monate alten Baby fanden sich Neurofibrillen. Nicht nur dort, in 202 der 203 untersuchten Gehirne waren diese Marker vorhanden. Damit entwickle sich schon seit der Kindheit Alzheimer aufgrund von Luftverschmutzung, folgerten die Forscher und charakterisierten das als eine »ernste Gesundheitskrise«.[43]

Alkohol

Dass das Nervengift Alkohol zu keinen großen Denkleistungen anregt, hat wohl jeder schon erlebt, der mit einem Kater geistig arbeiten wollte: Ein Kopf wie mit Watte ausgestopft und Konzentrationsprobleme sind da noch das kleinste Problem. Allerdings ist Alkohol offenbar nicht nur kurzfristig, sondern auch langfristig schädlich für die geistige Leistung – zumindest, wenn er in größeren Mengen konsumiert wird.

In Frankreich, dem Land des »Savoir-vivre«, bei dem ein Gläschen Wein zum Mittagessen gehört, fanden Forscher nämlich heraus: Wer viel trinkt, der hat ein deutlich höheres Risiko, dement zu werden. Dafür häuften die Franzosen zuerst einmal einen riesigen Berg Daten an: Praktisch jede Entlassungsakte aus einem französischen Krankenhaus aus den Jahren zwischen 2008 und 2013. Insgesamt kamen so Zahlen und Fakten von 32 Millionen Franzosen zusammen, die neben Diagnosen auch demografische Angaben und andere medizinische Details zu anderen Risikofaktoren enthielten.

Das Team von der berühmten Pariser Universität Sorbonne kombinierte nun aus den Daten zwei Diagnosen: Sie filterten nach Personen, bei denen das erste Mal eine Demenz diagnostiziert wurde und zugleich Alkoholismus oder eine typische Folgeerkrankung davon wie Leberzirrhose oder Kopfverletzungen durch Stürze im Rausch.

Das Ergebnis: Blickt man auf alle Fälle, erhöht ein Alkoholproblem die Wahrscheinlichkeit, demenziell zu erkranken, um das Dreifache – ein sehr hoher Wert. Besonders bemerkenswert erschien den Forschern das stark gestiegene Risiko bei vergleichsweise jungen

Demenz-Patienten unter 65 Jahren: Hier hatten nämlich ganze 57 Prozent ein Alkoholproblem. Bei diesen »jungen« Betroffenen hatte zum Beispiel auch fast die Hälfte der Männer einen alkoholbedingten Hirnschaden, der für die Demenz ursächlich war.[44] Auch hier gilt allerdings wieder: Zuerst einmal liefert die Studie nur einen Zusammenhang, keinen direkten Beweis. Dass Alkohol eine Demenz direkt ausgelöst hat, ist noch nachzuweisen. Um aber möglichst aussagekräftige Ergebnisse zu erzielen, hatten die Forscher andere Risikofaktoren für Demenz aus ihrer statistischen Analyse herausgerechnet.

Die Grenze für einen risikoarmen Konsum definiert die Bundeszentrale für gesundheitliche Aufklärung übrigens bei zwei Gläsern Bier oder einem Viertelliter Wein pro Tag für Männer, für Frauen ist es ein Glas Bier oder ein Achtelliter Wein pro Tag. An mindestens zwei Tagen in der Woche sollte man gar keinen Alkohol trinken.[45]

Das Vollbild des alkoholgeschädigten Gehirns nennt man dann das Korsakoff-Syndrom. Häufig beobachtet man bei routinierten Trinkern, dass die Fassade trotz jahrelangen Alkoholmissbrauchs noch recht lange bestehen bleibt, um dann praktisch über Nacht zusammenzufallen. Lange kokettierte Harald Juhnke mit dem Spruch: »Ich hasse Silvester! Da trinken auch die Amateure.« Oder seine Definition von Freizeit: »Keine Termine und immer leicht einen sitzen haben.« Das hört sich lustig an und ist hin und wieder sicherlich nicht sehr schädlich. Doch bei regelmäßigem Konsum kommt es dann zu einem rapiden Abbau – aber nur scheinbar aus dem Hinterhalt.

Und damit kommen wir zum praktischen Teil dieses Buches, der Ihnen Anregungen liefern möchte, was Sie tun und wie Sie vorsorgen können, um demenzielle Erkrankungen zu vermeiden bzw. abzumildern.

Kapitel 2: Was wir tun können, um uns vor Demenz zu schützen

Noch bis zum Ende des letzten Jahrhunderts glaubte man, dass unser Gehirn kurz nach der Geburt fertig sei und dann nur noch altere. Dass uns praktisch – je älter wir würden – immer weniger Hardware fürs Denken, Fühlen und Handeln zur Verfügung stünde. Ein Trugschluss aus zweierlei Gründen:

Grund eins: Würden in unserer Denkzentrale tatsächlich pro Tag zehntausend Nervenzellen absterben, wie lange Zeit angenommen, ist das kein Indiz für den natürlichen Verfall des Gehirns. Denn gehen wir davon aus, dass es mit 100 Milliarden Nervenzellen ausgestattet ist, wären das für einen 70-Jährigen 1,3 Prozent, rechnet Manfred Spitzer in seinem Buch »Wie wir denken lernen« vor.[1] Zehntausend Nervenzellen pro Tag weniger würden einem 70-Jährigen nichts anhaben. Und: »Wir wissen aus der Theorie der neuronalen Netzwerke, dass schon sehr viel kaputt sein muss – rund siebzig bis achtzig Prozent –, damit ein solches Netzwerk merkbar schlechter funktioniert. Das kommt nur bei schwerer Pathologie vor, aber nicht beim normalen Altern«, so Spitzer.

Grund zwei: In unserem Gehirn wachsen ständig neue Nervenzellen nach. Vor allem im Riechhirn und im wichtigen Zwischenspeicher, dem Hippocampus. Es ist das Kurzzeitgedächtnis, in dem erst einmal alle Informationen landen, bevor sie langfristig abgespeichert werden. Stress und negative Gedanken setzen diesem Zentrum zu. Gleichzeitig bilden sich dort immer wieder auch neue Nervenzellen. Sie sind dazu da, Wissen aufzunehmen und zu speichern.

Auch im Alter. Daher ist es – selbst wenn wir in späteren Jahren etwas länger für das Denken brauchen – entscheidend, dass wir es tun! Dass wir unser Oberstübchen herausfordern. Das Gehirn ist ein »Problemlöseorgan«, es braucht Abwechslung, Neues, Ungewöhnliches. Diesen Wissensdurst gilt es zu stillen, weil er gleichzeitig ein hervorragender Anti-Demenz-Schutz ist. Auch wenn viele denken, das Alter sei zum Ausruhen da. Doch: Wer sich zu sehr zurücklehnt und es sich zu gemütlich macht, wird nicht nur geistig, sondern auch körperlich träge und pusht seine eigene Hinfälligkeit. Schließlich sind wir qua unseres steinzeitlichen Programms auf Aktivität ausgerichtet. Auf geistige, körperliche und soziale Aktivität. Diese drei Parameter sind die stärksten Mittel, um Demenz bis ins hohe Alter die Stirn zu bieten.

Gleichzeitig bestehen zwischen diesen Parametern Wechselbeziehungen. So haben zum Beispiel Bewegung und Sport Auswirkungen auf die kognitive Leistungsfähigkeit. Das bestätigen Studien – bei Ratten, aber auch beim Menschen. Im Tierversuch konnte sogar nachgewiesen werden, dass Bewegung zur Bildung von Nervenzellen führt. Ein Akrobatik-Training ließ die Synapsen stärker sprießen, als wenn die Tiere nur einfache Bewegungen machten oder träge waren. Körperliche Aktivität hat aber auch noch einen weiteren positiven Aspekt: Sie hebt die Laune und stärkt das Selbstbild.[2] Und: Egal ob auf der grünen Wiese, in der Halle oder im Fitnessstudio, man ist meist mit anderen zusammen – diese soziale Komponente sei nicht zu unterschätzen, betonen Experten. Schließlich sind wir soziale Wesen, und als solche wollen wir uns eingebunden, als Teil der Gemeinschaft fühlen und von ihr akzeptiert werden.

Wer allerdings im Laufe der Zeit immer gemütlicher und träger wird, gilt schnell als Auslaufmodell – aus der Perspektive der anderen und seiner eigenen. Auch das Selbstbild leidet, und die Leistungsfähigkeit unseres Zentralrechners wird dadurch in Mitleidenschaft gezogen: Muss er sich nicht mehr ausreichend mit komplexen Lerninhalten und Fragestellungen, sondern nur mehr mit Netflix &

Co. auseinandersetzen, nimmt sein Potenzial ab – Neuronen und neuronale Vernetzungen werden nicht mehr neu gebildet. Wie wichtig das aber ist und wie sehr geistige, körperliche und soziale Aktivität als Schutz vor Demenz dienen können, verdeutlicht auch die viel zitierte Nonnenstudie.

Die Augen öffnende »Nonnenstudie«

Wie der Name schon sagt, standen Ordensschwestern im Mittelpunkt dieser amerikanischen Studie. Der Epidemiologe David Snowdon startete sie im Jahr 1986 und untersuchte 678 katholische Nonnen der »School Sisters of Notre Dame« im Alter zwischen 75 und 106 Jahren. Snowdon und sein Team werteten das biografische Material der Nonnen aus und führten regelmäßig Tests durch, um die geistige Leistungsfähigkeit der Ordensschwestern zu testen. Außerdem konnten die Wissenschaftler nach ihrem Tod postmortal ihre Gehirne untersuchen und fanden Beeindruckendes heraus: Ein Drittel der Teilnehmerinnen dieser Studie wiesen zu Lebzeiten keinerlei Anzeichen einer gehirnorganischen Erkrankung auf. Doch als die Epidemiologen der University of Kentucky ihre Gehirne untersuchten, waren diese mit Plaque übersät.

Eines der »schlimmsten Alzheimer-Gehirne, die wir je gesehen hatten«, schrieb Studienautor David Snowdon, hatte die 85-jährige Schwester Bernadette. Demnach wäre es für die hochbetagte Schwester eigentlich unmöglich gewesen, bis zu ihrem Lebensende geistig anspruchsvolle Tätigkeiten auszuüben: Die Gewebeproben ihres Gehirns deuteten auf eine schwer demente Frau hin – ohne Gedächtnis, ohne Orientierung und beinahe sprachlos. Sie war, ebenso wie die anderen 85 Prozent der Studienteilnehmerinnen, Lehrerin und ging bis zu ihrem Tod einer Vollbeschäftigung nach. Das heißt, sie war geistig, aber auch körperlich gefordert. Das machten die Wissenschaftler für das Ergebnis der Studie verantwortlich. Außerdem würden sich soziale Faktoren wie die Gemeinschaft und ein geregelter Tagesablauf positiv auf Demenz auswirken, ebenso wie eine starke Gläubigkeit, Beten, kein Nikotinkonsum und wenig Alkohol, schlussfolgerten die Forscher.

Natürlich gibt es noch weitere Faktoren, um demenziellen Erkrankungen vorzubeugen. Auch die Pharmaindustrie bringt immer wieder Anti-Dementia auf den Markt, in der Hoffnung auf ein Multimilliarden-Business. Doch konnten die zunächst angepriesenen Medikamente nicht signifikant besser abschneiden als ein Placebo. Jahrelang hatte man vermutet, dass Beta-Amyloid-Ablagerungen im Gehirn die alleinige Ursache für Alzheimer wären. Stattdessen erhöhen – wie wir im vorhergehenden Kapitel gesehen haben – nicht nur die dadurch ausgelösten Plaques die Gefahr, an einer Demenz zu erkranken, sondern auch Schlaganfälle und verstopfte Blutbahnen. Allerdings können all diese Risikofaktoren mit einem entsprechenden Lebensstil eingedämmt werden. Denn vaskulären Schädigungen, die häufig auf das Konto von Diabetes, Bluthochdruck, Dickleibigkeit und Depression gehen, lässt sich – ebenso wie den Neuronenkillern Plaque und Tau – mit kognitiver, körperlicher und sozialer Aktivität vorbeugen. Aber auch mit Anti-Stress-Mitteln, einer bestimmten Einstellung zum Leben und vor allem mit der richtigen Ernährung. Da noch kein Mittel gegen Demenz-Erkrankungen gefunden wurde, ist die Prävention der beste Weg, der geistigen Minderleistung gegenüberzutreten. Und das frühzeitig. Also schon im mittleren Lebensalter mit Gegenmaßnahmen zu beginnen, um so einer Minderversorgung Ihres Denkorgans und seinem schleichenden Abbau vorzubeugen. Hier nun die wichtigsten Erkenntnisse zur Ernährung:

Brain-Food: Die richtige Ernährung

Im Jahr 2018 veröffentlichten Medizin-Wissenschaftler der Universität Oxford eine Langzeitstudie, in der die Qualität der Ernährung und deren Auswirkung auf den Hippocampus untersucht worden waren. Und zwar von 459 Teilnehmern, die im Schnitt 49 Jahre alt waren. Um nach 13 Jahren Aufschluss über den Zusammenhang von Ernährungsgewohnheiten und der Größe des Hippocampus zu geben, scannten die Forscher die Gehirne der Teilnehmer mit einem MRT. Das Ergebnis: Wer sich langfristig gesund ernährte, dessen Gehirn-Zwischenspeicher wies ein größeres Gesamtvolumen auf. Der Zusammenhang war unabhängig von soziodemografischen Faktoren, Rauchgewohnheiten, depressiven Symptomen etc. Außerdem war der Effekt im linken Hippocampus ausgeprägter als im rechten. Günstig wirkte sich somit eine gesunde Ernährungsweise aus, die reich an Gemüse (und weniger an Obst) ist, an Nüssen, Hülsenfrüchten, Omega-3-Fettsäuren und mehrfach ungesättigten Fettsäuren. Die auf verarbeitete Nahrungsmittel weitgehend verzichtet, auf Transfette, natriumreiche Produkte und auf zuckerhaltige Lebensmittel. Signifikant ist außerdem ein weitgehender Verzicht auf Alkohol.[3]

Andere Forschergruppen, die den Einfluss der Ernährung auf andere Gehirnstrukturen untersuchten, kamen zu dem Ergebnis, dass eine gesündere Ernährung Hand in Hand mit einer dickeren Gehirnrinde ging und für eine geringere Belastung bzw. eine besser erhaltene Mikrostruktur der weißen Hirnsubstanz sorgte.[4] Umgekehrt zeigte eine im britischen Medizin-Journal »BMC Medicine« 2015 veröffentlichte Studie, dass ungesunde Ernährung mit einem geringeren Umfang des Hippocampus korrelliert. Die Rede ist dabei von einer Ernährung, die reich an gesättigten Fetten und raffiniertem Zucker ist. Sie würde sich nachteilig auf die neuronale Plastizität und Funktionsweise auswirken. Das ließ sich auch in Tierversuchen beobachten: »Tiere, die eine hochenergetische, fett- und zuckerreiche Nahrung erhielten, zeigten geringere Leistungen beim Hippocampus-abhängigen räumlichen Lernen, bei der Objekterkennung und auch verringerte Konzentrationen einer schützenden körpereigenen Substanz im Hippocampus, des sogenannten neurotrophen Faktors (BDNF), und eine Beeinträchtigung der

Integrität der Blut-Hirn-Schranke.«[5] Daher scheint eine gesunde Ernährungsweise hilfreich, um die Gehirngesundheit zu fördern und demenziellen Erkrankungen vorzubeugen. Das bestätigt auch das Bundesministerium für Familie, Senioren, Frauen und Jugend und schlägt als Demenz-Prophylaxe die hier beschriebene mediterrane Ernährung vor. Denn, so die Begründung, die Küche der Italiener, Griechen, Spanier und Südfranzosen würde das Risiko eines Herzinfarkts und einer vaskulären Demenz deutlich senken. Dies sei wissenschaftlich belegt. Auch das Risiko einer Alzheimer-Erkrankung könne sie senken, wie eine Untersuchung an der Columbia-Universität in New York ergeben habe.[6] Wichtig ist allerdings auch, dass eine gesunde Ernährung dauerhaft und nicht nur kurzfristig angelegt ist. Also nicht nur eine vorübergehende Nahrungsumstellung darstellt, sondern zur Gewohnheit wird. Welche Gewohnheiten wir außerdem überdenken oder als Ernährungsvorteil in unser Leben integrieren sollten, dazu jetzt.

Wenig Zucker und Kohlenhydrate

Es ist außerordentlich wichtig, auf möglichst ketogene Ernährung zu achten. Ich bezeichne diese Art der Ernährung – die mit sehr wenig Kohlenhydraten auskommt – als die »Werkseinstellung« des Menschen. Während der gesamten Evolution war Zucker, wie beispielsweise Honig, sicherlich heiß begehrt, aber praktisch kaum verfügbar. Der Bäcker war noch nicht erfunden, und Erdbeeren aus China gab es auch nicht zwölf Monate lang.

Salz war ebenso Mangelware. Da es so kostbar war, wurde Soldaten ein Teil ihres Soldes in Salz ausgezahlt. Davon zeugen heute noch die Worte »Salary« im Englischen bzw. »Salair« im Französischen.

Für mich ist es immer wieder verblüffend zu sehen, wie sich chronische Erkrankungen bei meinen Patienten verbessern, wenn sie ihre Ernährung umstellen und sich wieder an die frühere Ernährungsweise annähern. Auch wenn – gerade wie bei Diabetes – die Rezeptoren durch Zucker verklebt sind. Aber auch grundsätzlich. Weil wir alle viel zu viel Zucker zu uns nehmen. Das ist evolutionär erschütternd: Wurden im 19. Jahrhundert »nur« fünf Kilogramm Zucker im Jahr pro Kopf konsumiert, liegt dieser Wert heute bei 34,8 Kilogramm.[7] Das hat verschiedene Gründe: Erstens wurde unser Geschmack in den letzten Jahrzehnten an immer süßere Speisen gewöhnt. Das fängt schon früh im Leben an: Kinder haben eine vierfach höhere Süßschwelle als Erwachsene. Das heißt, erst wenn Speisen viermal so süß sind, empfinden Kinder diese als süß und essen sie gerne. Die Vorliebe für Süße wird Kindern oftmals durch entsprechende Lebensmittel (Süßigkeiten, Joghurts, Limonaden etc.) anerzogen, und die gesünderen, weniger süßen Lebensmittel werden dann in der Folge abgelehnt. Zweitens nehmen wir – ohne es zu merken – sehr viel versteckten Zucker auf. Vor allem in Fertiggerichten, Pizza, Softgetränken oder in Müsli finden sich große Mengen an verstecktem Zucker. Aber auch in Räucherlachs, Aufstrichen, Energieriegeln, Obstsäften, Marmeladen ... oftmals geschickt getarnt. Etwa als »High-fructose Corn Sirup«, was nichts anderes als Maissirup ist, der als Süßmittel dient (mehr dazu Seite 58). Ebenso wie Fruchtzucker, Dextrose oder Süßmolkepulver.[8] Und ein Zuviel an Zucker führt nicht nur zu einem erhöhten Diabetes-Typ-2-Risiko, sondern auch zu einer Beeinträchtigung unserer Denkleistung und unserer neuronalen Gesundheit. Aus diesem Grund warnt John C. Morris, Professor an der Washington University in St. Louis und Berater der Alzheimer's Association, dass Alzheimer im Begriff sei, das Gesundheitssystem zu überschwemmen.[9] Nicht nur das amerikanische. Denn auch hierzulande ist der Zuckerkonsum viel zu hoch. Wir nehmen im Schnitt doppelt so viel Zucker zu uns, wie die Deutsche Gesellschaft für Ernährung (DGE) maximal pro Tag empfiehlt: nämlich 95 Gramm statt 50 Gramm. Dabei sollten wir Zucker ja grundsätzlich meiden (wie ich es zuvor beschrieben habe). Die aufgrund ihrer Zuckermoleküle als Einfach- und Zweifachzucker bezeichneten Kohlenhydrate kommen insbesondere in Haushaltszucker, in Süßigkeiten und Schokolade vor. Sie schmecken süß, sind aber mit Ausnahme von Obst meist bloße Energieträger, die keine Vitamine oder Mineralstoffe enthalten und den Blutzuckerspiegel schnell ansteigen lassen.[10] Anders agieren komplexere Kohlenhydrate, sogenannte Mehrfachzucker. Sie findet man in Getreide, Vollkornprodukten, Kartoffeln und Hülsenfrüchten. Mehrfachzucker lassen den Blutzuckerspiegel nach dem Essen langsamer ansteigen, weil sie vor der Aufnahme ins Blut erst im Darm in Einfachzucker (in Glukose) aufgespalten werden müssen. Das Hormon Insulin sorgt dann für den Transport in die Zellen. Sinkt der Blutzuckerspiegel ab und droht eine sogenannte Unterzuckerung, springt die Leber ein. Sie regelt die Energieversorgung und kann bei längeren Durststrecken sogar selbst Zucker produzieren. Dabei baut sie Körpereiweiß ab, um so das Gehirn mit ausreichend Energie zu versorgen.

Um Diabetes, Demenz und Alzheimer vorzubeugen, rate ich in unserer Welt der versteckten Zucker und der sehr nährstoffreichen Ernährung zu einer ketogenen Diät. Das heißt zu einer Ernährung mit wenig Kohlenhydraten. Diese Ernährungsform ist auch als South-Beach-Diät bekannt. Sie wurde von dem US-Kardiologen Arthur Agatston entwickelt, um Übergewicht zu vermeiden und Fett wegzuschmelzen. Gleichzeitig senkt sie bei Typ-2-Diabetikern den Blutzucker und bei Hypertonikern den Blutdruck.

Interessanterweise entdeckten Forscher der Mayo Clinic (USA) bereits 1921, dass eine protein- und fettreiche, aber kohlenhydratarme Diät die Anzahl der Krampfanfälle bei Epileptikern reduziere und auch bei Alzheimer, Demenz, Parkinson, Depression, chronischer Müdigkeit, Migräne und Multipler Sklerose das Auftreten der Erkrankung bzw. die Beschwerden verringere. Der Clou dieser Ernährungsweise besteht darin: Wenn der Körper keine Kohlenhydrate mehr erhält, stellt er in der Leber aus Fett Ketonkörper als Zuckerersatz her. Keine Angst, das wirkt sich nicht nachteilig auf unser Denkorgan aus. Kurzzeitig sind wir in der Umstellungsphase, das heißt in den ersten zwei Tagen, müder und schlapper. Weil unser Körper sich erst umstellen und die Ketonkörper produzieren muss.

Nach dieser Zeit ist es dem Gehirn möglich, mit 40 Gramm Glukose anstatt mit 120 Gramm am Tag auszukommen. Dadurch sind wir umso energiegeladener und leistungsstärker. Davon profitieren nicht nur Kopfarbeiter im Büro, sondern auch Profisportler. Auch sie bereiten sich auf Wettkämpfe heute nicht mehr mit Nudelpartys vor. Stattdessen setzen sie auf ausgeklügeltes Power-Food.

Daher nochmals mein Rat: Ernähren Sie sich ketogen, so wie ich es seit Jahren praktiziere. Nicht immer in voller Strenge. Ab und zu switche ich auch zu Low Carb. Aber besonders im Sommer, wenn ich liebend gerne auf dem Rennrad oder Mountainbike unterwegs bin, verzichte ich auf alle Kohlenhydrate. Das macht sich durch bessere und vor allen Dingen ausdauernde Leistung bezahlt.

Wenn der Körper es gewohnt ist, Fette zu verbrennen, kann er viel länger Leistung bringen. Denn der menschliche Zuckerspeicher ist begrenzt. Die Speicherform des Zuckers, das Glykogen, steht mit nur etwa 500 Gramm für die Leistung zur Verfügung. Wenn man aber länger als zwei bis drei Stunden unterwegs ist und eventuell auch einige Höhenmeter bewältigt, ist der Glykogenspeicher schnell verbraucht. Dann kommt der unter falsch trainierten Sportlern berüchtigte »Hungerast« oder der »Mann mit dem Hammer« zum Tragen. Der Zuckerspeicher ist verbraucht, und die Fettverbrennung wurde nicht trainiert. Dann kann man sich nur noch unter Qualen auf den Brustwarzen nach Hause robben. Das tritt im Fettstoffwechsel nicht auf!

Nebeneffekt der Ketose: Ist es der Körper gewohnt, seine Energie aus den Fetten zu beziehen, verbrennt er rund um die Uhr Fett. Im Vergleich: Wir sind warm, eine Leiche ist kalt. Um diese Betriebstemperatur zu erzeugen, verbrennt der Körper ständig Kalorien (calor = lat. für die Wärme, Hitze). Nur wenn der Organismus keine Kohlenhydrate erhält, zwingt man ihn in die Fettverbrennung. Dann werden selbst nachts im Bett liegend Fette verbrannt.

Die Fettverbrennung erweist sich dabei als wahrer Jungbrunnen. Durch die Fettverbrennung schmilzt das Hüftgold und kann

Ablagerungen in den Blutgefäßen (Arteriosklerose) bei konsequenter Umsetzung nicht nur verhindern, sondern diese können sogar zurückgebildet werden. Das wäre die natürliche Alternative zu Stent oder Bypass.

Verblüffend ist dagegen zu sehen, wie schnell die Fettverbrennung gestört wird, sobald die ersten Brotkrumen ins Spiel kommen.

Mein Tipp: Bitte in der Apotheke Keton-Teststreifen kaufen und neben die Toilette legen. Einmal täglich mit Urin benetzen und 30 Sekunden warten. Wenn sich die Farbe von weiß in Richtung braun/rot verwandelt, ist der Köper in der Ketose, sprich in der Fettverbrennung. Bleibt der Teststreifen dagegen weiß, findet der Stoffwechsel noch zu viele Kohlenhydrate, welche die Ketose verhindern. Folglich noch konsequenter auf die Ernährung achten, und/oder den Bewegungsumfang erhöhen, um den Rest-Zucker zu verbrennen.

Grundsätzlich empfiehlt Osama Hamdy, der medizinische Direktor des »Joslin Diabetes Center« in Boston, maximal 40 Prozent der Nahrung aus Kohlenhydraten zu beziehen und 20 bis 30 Prozent aus Eiweiß. Das Joslin Diabetes Center hat – so viel zum Hintergrund – 600 Mitarbeiter und ist als Lehrkrankenhaus mit der medizinischen Fakultät der Harvard Universität verbunden. Ich rate dagegen zu einem Zuckeranteil von 20 bis 40 Gramm pro Tag. Sprich, zur sogenannten South-Beach-Diät. Für den Ernährungsplan bedeutet das: viel Eiweiß, viel frisches Gemüse und gesundes Fett (mehr dazu Seite 63). Und kohlenhydratreiche Nahrungsmittel (mit wenig Ballast- und Vitalstoffen) wie Reis, Nudeln und Kartoffeln sowie Süßigkeiten komplett zu vermeiden. Denn unterm Strich verwertet der Körper Kohlenhydrate genauso wie Zucker; selbst süßes Obst. Und wer viel Süßes isst, bringt nicht nur seinen Insulinspiegel durcheinander, sondern erhöht langfristig auch sein Risiko, an Diabetes, an Demenz, an Alzheimer, Krebs und anderen Zivilisationsleiden zu erkranken.

Verstehen Sie mich bitte nicht falsch: Ich will Ihnen den Genuss einer Cremeschnitte oder eines Stücks Schokolade nicht madig machen. Gegen ein solches Vergnügen ist ab und zu nichts einzuwenden. Doch liegt mir daran, Sie dafür zu sensibilisieren, welche Gefahren im unbedachten, regelmäßigen Verzehr von Kohlenhydraten, von Industriezuckern, aber auch von versteckten Zuckern etwa in Form von Fruktose lauern.[11]

Achtung, Fruktose!

Fruktose bzw. Fruchtzucker ist ein Einfachzucker, der auch zur Familie der Kohlenhydrate zählt. Wir kennen ihn als Süße in Früchten. Ursprünglich dient er Pflanzen als Lockmittel für Tiere. Durch die Süße sollen sie angezogen werden, um so den Pflanzensamen weiträumig zu verbreiten.

Fruktose befindet sich in nahezu allen Obst- und Gemüsesorten in unterschiedlicher Konzentration. Wildfrüchte wie Walderdbeeren, Brombeeren oder Himbeeren sind in der Regel deutlich weniger süß – sie enthalten weniger Fruktose als gezüchtete Obstsorten. Doch da wir uns an besonders viel Süße gewöhnt haben, schätzen wir sie auch in Früchten, sodass Obst mit einem immer höheren Zuckergehalt gezüchtet wird. Auch denken einige Menschen, dass ein Fruchtsaft morgens gesund sei oder eine größere Menge davon gar den Tagesbedarf an Obst schneller und bequemer deckt. Ein Trugschluss. Denn in Fruchtsäften sind keine Ballaststoffe enthalten, daher ist ihr Fruktosegehalt im Vergleich zu den Früchten meist deutlich höher. Trinken wir also einen halben Liter Saft, entspricht das der doppelten bis dreifachen Menge an Früchten und damit auch an Fruktose. Auch Trockenfrüchte, die als gesund und nährstoffreich gelten, etwa Feigen, Datteln, oder zahlreiche Dicksäfte und Sirupe weisen ebenfalls sehr hohe Anteile an Fruchtzucker auf. Das sollten wir wissen und maßvoller mit Fruchtsüße umgehen.

Zu noch mehr Vorsicht ist beim Haushaltszucker und bei Zuckersirupen aus Glukose und Fruktose zu raten. Dass Haushaltszucker zu 50 Prozent aus Fruktose besteht, wissen viele von Ihnen vermutlich. »Doch die Fruktose-Menge im Fruktose-Glukose-

Sirup, der im US-amerikanischen Raum auch als »High-Fructose Corn Syrup« oder einfach »HFCS« bezeichnet wird, dürfte Sie erstaunen. Sie schwankt zwischen 60 und sagenhaften 90 Prozent«, schreibt Carina Rehberg in ihrem Beitrag »Fruktose – Die gefährlichste Form aller Zuckerarten«.[12] Und: Diese Mischung aus Fruktose und Glukose wird oftmals aus gentechnisch veränderter Mais- oder Weizenstärke unter Zuhilfenahme von Enzymen, die ebenfalls aus gentechnisch veränderten Mikroorganismen gewonnen würden, hergestellt. Denn: je höher der Fruktose-Anteil, umso stärker die Süßkraft des Sirups. Der findet dann in Convenience-Lebensmitteln, also vorgegarten, einfach und schnell zuzubereitenden Produkten Verwendung, aber auch in Getränken, Riegeln und Softdrinks.

Das Irreführende dabei: Lesen wir bei den Inhaltsstoffen aufgelistet »Fruktose«, gehen wir davon aus, dass sich in dem Lebensmittel gesunde Obst-Süße befindet. Das ist nicht der Fall. Wir nehmen einerseits zu viel Zucker auf. Andererseits benötigt unser Körper keine künstliche Fruktose, und der Dünndarm ist mit einem Übermaß an Fruktose schnell überfordert. Er kann die Fruktose nicht vollständig an das Blut weitergeben. Folglich landet sie im Dickdarm, wo für die dort ansässigen Bakterien das große Fressen beginnt: Sie vermehren sich in Rekordgeschwindigkeit und produzieren eine Menge Gase und Säuren. Viele Menschen bekommen deswegen Bauchschmerzen, Blähungen oder Durchfall. Was bei der Verstoffwechselung von natürlicher Fruktose aus Obst, Gemüse und Honig, die dem Körper die natürliche Form der Fruktose liefern, nicht der Fall ist. Es sei denn, es liegt eine Fruktose-Intoleranz vor.

Ein Zuviel an künstlicher Fruktose schädigt nicht nur die gesunde Darmflora, es kann auch ein sogenanntes Leaky-Gut-Syndrom begünstigen. Dabei wird die Darmschleimhaut durchlässig, und es gelangen Substanzen in die Blutbahn, die dort nichts zu suchen haben. Das kann Allergien und Autoimmunerkrankungen auslösen. Erhöhter Fruktose-Verzehr kann auch die Entstehung einer Fettleber begünstigen und das Risiko, an Diabetes zu erkranken. Er schadet den Nieren und Knochen und kann zu Gicht führen. Hier nochmals die wichtigsten Empfehlungen auf einen Blick:

- Den Verzehr von Haushaltszucker stark einschränken und auf gesündere Zuckerformen wie Reissirup, Melasse, Yacon-Sirup, der aus der südamerikanischen Yacon-Knolle gewonnen wird, oder auf Gerstenmalzsirup zurückgreifen. Noch besser ist es, sich den süßen Geschmack einfach abzugewöhnen. Das geht oft schneller, als man glaubt.
- Fruchtsaft und Trockenfrüchte maßvoll genießen. Das gilt auch für Schorlen. Und für das Süßen mit Datteln.
- Fertigprodukte mit Fruktose oder Fruktose-Sirup meiden.
- Auch Agavensirup meiden, weil er zu 80 Prozent aus Fruktose besteht.

Regionale und Bio-Produkte

Bei der Wahl Ihrer Lebensmittel gilt: Bevorzugen Sie Obst, Gemüse und Fleisch von den Bauernmärkten Ihrer Region. Diese schmecken nicht nur besser als Fertiggerichte aus dem Supermarkt – auch wenn deren Auswahl immer reichhaltiger und exotischer wird –, sie sind auch weitaus gesünder als die Convenience-Offerte. Außerdem verfügen sie über keine versteckten Zucker- und Fruktose-Depots. Auch auf Stabilisatoren, künstliche Aromastoffe und Triebmittel verzichten sie. Außerdem hat regionales frisches Obst und Gemüse einen geringeren ökologischen Fußabdruck: Es musste nicht viele Kilometer oder gar Flugmeilen zurücklegen, um auf Ihrem Tisch zu landen; die Lebensmittel konnten reif geerntet werden und kommen deswegen mit wesentlich weniger schädlichen Konservierungsmitteln aus.

Und am besten kaufen Sie saisonale, regionale Bio-Produkte. Warum? Weil die Kennzeichnung »Bio« bedeutet, dass weniger Unkraut- und Schädlingsbekämpfungsmittel eingesetzt werden. Dass in der Tierhaltung nur Futter aus ökologischem Anbau verfüttert wird und die Tiere artgemäß gehalten werden müssen. Keine unethische und schändliche Massentierhaltung, die Tiere zu reiner Ware reduziert, die sie in Käfigen oder auf engstem Raum zusammengepfercht und ein (zwar) kurzes, aber häufig schmerzvolles Dasein fristen lässt. Wo sie oft verstümmelt, ihre Schnäbel abgeschnitten, ihre Schwänze gestutzt und ihre Hörner entfernt werden, damit sie sich in die auf Profit ausgerichteten Haltungssysteme einfügen lassen. Liegt die minimale Stallfläche beispielsweise bei konventionell »erzeugten« Legehennen bei 12,5 Tieren pro Quadratmeter, sind es bei Bio maximal sechs Tiere pro Quadratmeter, die ein Gesamtgewicht von 21 kg nicht übersteigen dürfen. Und Freiland bedeutet, dass die Tiere zusätzlich zehn Quadratmeter grüne Fläche uneingeschränkt zum Auslauf zur Verfügung haben. Doch: Es gibt Unterschiede zwischen bio und bio.

Die Kennzeichnung »bio« in Supermarktketten unterliegt weniger strengen Kontrollen als etwa die ökologisch erzeugten Lebensmittel der Anbauverbände »Demeter«, »Bioland« und »Naturland«. Und die Bio-Produkte der Ketten sind vielfach in Plastik eingeschweißt. Auch werden sie oft im europäischen Ausland angebaut und legen Hunderte von Kilometern zurück, um in den Handel zu gelangen. Das führt wiederum auch zu mehr Feinstaub – genauso wie die Viehzucht, wie Sie in Kapitel 1 gelesen haben.

Back to the roots: Ich muss gestehen, dass ich mir vor Kurzem einen Traum erfüllt und einen Bauernhof gekauft habe – um das alles so umzusetzen, wie ich es mir vorstelle: eigener Anbau von Gemüse, bei dem ich genau weiß, was drin ist, und vor allem was NICHT drin ist. Also ohne Pestizide, Glyphosat und Kunstdünger. Und da der Bauernhof ein eigenes Mühlhaus besitzt, wundert es nicht, dass ein fröhlicher Bach am Haus vorbeiplätschert und den eigenen See speist. Die Fische darin haben das frischeste Wasser, das man sich vorstellen kann. Daneben, auch wenn ich erst noch umbauen muss, wird es Gänse, Hühner und einen eigenen Hahn geben. Und – Feinstaub ade! – die frischeste Luft.

Patienten fragen mich immer wieder, ob nicht eine vegetarische Ernährung noch besser wäre, um Krankheiten wie gehirnorganischen Beeinträchtigungen vorzubeugen. Meine klare Antwort darauf: nein. Denn ich habe es lediglich bei einer Patientin – einer Inderin – erlebt, dass trotz Vegetarismus der Eiweißgehalt im Blut ausreichend hoch gewesen wäre. Bei den meisten Vegetariern ist er zu niedrig. Das sorgt für Müdigkeit und Antriebslosigkeit und lässt das Immunsystem nur eingeschränkt arbeiten. Daher ist es meiner Meinung nach unerlässlich, dass wir auch zumindest etwas tierisches Eiweiß in unserem Speiseplan berücksichtigen. Beim Verzehr rate ich zu dem Merksatz: Je weniger Beine ein Tier hat, desto besser. Also: Fisch und Geflügel zuerst, dann Fleisch vom Wild, Lamm, Rind und Kalb so lautet die Abfolge. Und am besten bio. Denn was hat so ein armes Hähnchen nur für ein Leben hinter sich, das für zwei Euro das Kilo im Supermarkt verkauft wird? Das kann nicht gut sein, weder für das Tier noch für Sie!

Fett ist nicht gleich fett

Ohne Fette könnten wir nicht leben. Sie sind ein wichtiger Nährstoff, da sie lebensnotwendige Fettsäuren enthalten. Diese benötigt unser Körper, um beispielsweise Hormone oder Zellwände aufzubauen. Gleichzeitig sind wir auf die fettlöslichen Vitamine A, D, E und K angewiesen, um gesund zu bleiben und uns vor Demenz zu schützen, wie Sie gleich noch sehen werden. Und Fett schützt unsere Organe auch wie ein dicker Stoßdämpfer vor Verletzungen. Daher: Fett ist nicht gleich fett und jedes Fett ist nicht gleich gut für unseren Organismus. Schweine- und Rindfleisch, Wurst, Speck, Schmalz und Butter enthalten gesättigte Fettsäuren. Gesättigte Fettsäuren erkennt man auch daran, dass sie bei Zimmertemperatur fest sind und bei der Einwirkung von Hitze flüssig werden. Sie machen dick und treiben den Cholesterinspiegel in die Höhe, was zu Ablagerungen in den Blutbahnen führen kann. Fisch dagegen enthält ungesättigte Fettsäuren. Diese senken den Gehalt an »schlechtem« LDL-Cholesterin im Blut und folglich auch das Risiko, dass Gefäße verkalken und eine vaskuläre Demenz verursachen. Ungesättigte Fettsäuren sind außerdem in Olivenöl und Avocados enthalten. Noch besser als diese beiden Nahrungsmittel und eine wahre Wunderwaffe gegen Demenz und Alzheimer sind mehrfach ungesättigte Fettsäuren – etwa Omega-3-Fettsäuren.

Wundermittel gehirngesunder Ernährung – Omega-3-Fettsäuren

Omega-3-Fettsäuren verbessern die Kommunikation zwischen den Nervenzellen im Gehirn und verhindern Entzündungen.[13] Sie sind in einigen Ölen, etwa Walnuss-, Hanf- und Leinöl, Fisch- und Krillöl enthalten. Ihre flüssige Form und Geschmeidigkeit entsprechen – grob vereinfacht – auch der Flexibilität unserer Gehirnzellen. Außerdem besteht unser Gehirn zu unglaublichen zwei Dritteln aus diesen Fettsäuren.

Kurz erklärt: Was sind mehrfach ungesättigte Fettsäuren?

Fett setzt sich aus sogenannten Triglyceriden zusammen. Das sind Verbindungen von Fettsäuren, die aus unterschiedlich langen Ketten von Kohlenstoffatomen bestehen. Zwischen den Atomen der Fettsäureketten bestehen chemische Bindungen – und zwar Einfach- und Doppelbindungen. Und das charakterisiert gesättigte oder ungesättigte Fette. Bestehen zwischen den Kohlenstoffatomen nur Einfachbindungen, spricht man von gesättigten, sind es Doppelbindungen, spricht man von ungesättigten Fettsäuren.

Am meisten Omega-3-Fettsäuren allerdings weist Leinöl auf. Es wird aus Leinsamen, den reifen, dunkelbraunen Samen des Flachs, gewonnen. Manche meiner Patienten, die den intensiven Geschmack nicht mögen, nehmen es in Kapselform ein, andere verzehren es morgens auf nüchternen Magen. Hier ein paar Tipps zum richtigen Umgang mit dem kostbaren Öl:

Tipps zum Verzehr von Leinöl

- Achten Sie beim Einkauf (am besten in Bio-Qualität) darauf, dass es dunkel und gekühlt gelagert wurde.
- Ideal sind drei Esslöffel über den Tag verteilt.
- Der intensive Geschmack lässt sich (gerade beim täglichen Verzehr) abmildern, indem Sie das Öl in Quark, Obstsäfte oder in Salate mit einem Schuss Olivenöl geben.
- Bewahren Sie Leinöl im Kühlschrank auf und verbrauchen Sie es innerhalb weniger Wochen nach dem Öffnen. Der Grund: Sein hoher Gehalt an mehrfach ungesättigten Fettsäuren lässt es bei unsachgemäßer Lagerung schnell oxidieren. Das macht das Öl ungenießbar.

- Verwenden Sie Leinöl drei Monate nach der Abfüllung nicht mehr.[14]

Neben Leinöl, Fischölen, Hanf- und Walnussöl enthalten auch Walnüsse, Chiasamen, Avocados und Kiwis wertvolle Omega-3-Fettsäuren. Kiwis haben außerdem zwei weitere Vorzüge: Sie besitzen einen doppelt so hohen Vitamin-C-Anteil wie etwa Orangen oder Zitronen. Und: Sie sind reich an Antioxidantien. *Actinida chinensis*, so der botanische Name der »chinesischen Stachelbeere«. Sie wurde ursprünglich in China angebaut, bis eine Lehrerin 1904 von dort eine Frucht mit nach Neuseeland brachte. Dort gewann die kleine Beere schnell an Popularität. 50 Jahre später wurde sie auf dem britischen Obstmarkt eingeführt, wo sie auch den Namen »Kiwi« erhielt und damit ihren Siegeszug in Kontinentaleuropa und Nordamerika antreten sollte. Ein Tipp: Bei der kleinen Vitamin-Bombe sollten Sie auch die Schale essen (nur bei Bio-Ware), weil Sie damit deutlich mehr Vitamine und Ballaststoffe aufnehmen. Vor allem Antioxidantien, die in der Haut der grünen Früchte stecken und dazu beitragen, freie Radikale in Schach zu halten.

Freie-Radikale-Fänger: Vitamin C, A und E

Beim Schutz vor Alzheimer und anderen Formen von Demenz kommt den Vitaminen C, A und E eine tragende Rolle zu. Sie sorgen dafür, dass freie Radikale abgebaut werden. Diese Stoffe entstehen bei der Zellatmung und schädigen die Nervenzellen. Besonders reich an Vitamin C sind – wie eben schon gesagt – Kiwis, aber auch Orangen, Zitronen und Grapefruits. Gute Vitamin-A-Lieferanten sind Karotten, Süßkartoffeln und Spinat. Und für eine gute Vitamin-E-Versorgung stehen Gemüse wie Sellerie und Grünkohl, aber auch pflanzliche Öle, Nüsse, Chia- und Sonnenblumensamen sowie Vollkorngetreide, allen voran Quinoa. Mein Rat: Baden Sie Ihr Gehirn vor allen Dingen in Vitamin C und E. Denn nur in der Kombination entfaltet diese Mischung aus wasser- und fettlöslichen

Vitaminen ihre volle Power. Laut einer Studie der Universität Hawaii, an der über 3000 Amerikaner zwischen 71 und 93 Jahren teilnahmen, sank die Wahrscheinlichkeit, an einer Geistesschwäche zu erkranken, die auf Herz-Kreislauf-Probleme zurückging, um 88 Prozent. Bei demenziellen Erkrankungen, die nicht darauf zurückgingen, sank die Wahrscheinlichkeit um 69 Prozent. Das schafft kein noch so beworbenes Anti-Dementivum. Um Demenz mit diesem Mix die Stirn zu bieten, raten Experten zu einer Tagesdosis von 300 bis 400 mg Vitamin C und 72 mg Vitamin E.[15]

Ein hervorragender Lieferant von Vitamin C, E und A ist Brokkoli. Außerdem ist er reich an Lutein, Zeaxanthin und Karotinoiden mit antioxidativer Wirkung. Diese können die Blut-Hirn-Schranke überwinden und Schäden durch freie Radikale und normale Alterungsprozesse reduzieren.

Eine groß angelegte Studie der renommierten Harvard Medical School mit über 13000 Frauen adelt Gemüse aus der Familie der Kreuzblütler. Wer etwa regelmäßig Brokkoli esse, würde seltener an altersbedingtem Gedächtnisschwund leiden, so das Ergebnis der Untersuchung. Auch Heidel- und Erdbeeren würden Großes leisten: In einer Harvard-Längsschnittstudie mit 16000 Krankenschwestern wurde der Verzehr von Beeren, insbesondere von Heidel- und Erdbeeren, mit einem geringeren Risiko eines kognitiven Rückgangs in Verbindung gebracht. In der Erhebung haben die Forscher gar den Schluss gezogen, dass regelmäßiger Verzehr von Beeren einen kognitiven Abbau um zweieinhalb Jahre hinausschiebe.[16]

Kurkuma und Süßholz – gelbe Beta-Amyloid-Superblocker

Auch Kurkuma soll nach wissenschaftlichen Erkenntnissen die Entstehung von Beta-Amyloid behindern. Und: Je mehr Kurkuma verzehrt wird, desto seltener tritt Alzheimer auf: »Länder, in denen täglich mit Kurkuma gekocht wird, weisen eine auffällig niedrige Alzheimerrate auf«, schreibt etwa Carina Rehberg in ihrem Artikel

»Kurkuma – Schutz vor Alzheimer«.[17] So würden im Vergleich zu Indien in der Gruppe der 70- bis 79-Jährigen 4,4mal mehr US-Amerikaner an Alzheimer leiden als auf dem asiatischen Subkontinent.

In einer im Jahre 2006 durchgeführten Untersuchung mit 1010 Teilnehmern stellte sich heraus, dass 60- bis 93-Jährige, die regelmäßig Curry essen, das viel Kurkuma enthält, bessere kognitive Funktionen zeigten als Zeitgenossen, die dieses Gewürz nie verwendeten. Und der Clou: Das Curcumin – der intensive gelbe Farbstoff, der sich in Kurkuma befindet – kann die Blut-Hirn-Schranke im Gehirn passieren. Dort wirkt Curcumin unter anderem auf die Bildung von Beta-Amyloid-Ablagerungen ein und kann diese sogar auflösen.[18] Außerdem ist das Antioxidans ein wertvoller Radikalenfänger und baut so Demenzen, aber auch Parkinson und der sogenannten Huntington-Krankheit vor.

Gelb gefärbt ist auch das Innere der Süßholzwurzel, die rund 300 Flavonoide und über 400 verschiedene heilkundliche Wirkstoffe besitzt. Sie zählt neben Kurkuma zu den ältesten pflanzlichen Heilmitteln und rangiert im heutigen China noch immer unter den zehn wichtigsten Naturheilmitteln. Sie kann Bakterien und sogar Viren bekämpfen, hilft bei Magenproblemen, Diabetes, Krebs und Lebererkrankungen, wirkt aber auch dem Absterben von Nervenzellen und Nervenfasern entgegen.

Gerade in den Wechseljahren verändert sich durch eine nachlassende Östrogenproduktion auch der Energiehaushalt der Gehirnzellen. Da dockt *Glycyrrhiza uralensis* – so der botanische Name der Wurzel – mit ihren regulierenden Phytoöstrogenen heilend an. Außerdem regt die süße Wurzel bestimmte Enzyme, sogenannte Sirtuine, im Gehirn an, die die Nervenzellen schützen und so vor Alzheimer und anderen altersbedingten degenerativen Erkrankungen schützen, sprich gesundheitsschädlichen Eiweißablagerungen im Gehirn entgegenwirken.[19]

Folsäure

Vitamin B9, besser bekannt unter der Bezeichnung »Folsäure«, ist, mag man denken, nur bei der Vorbereitung auf eine Schwangerschaft sinnvoll, um in der embryonalen Phase die Entstehung eines gefährlichen Neuralohrdefekts zu vermeiden. Um das zu gewährleisten, muss eine optimale Folsäure-Medikation bereits mehrere Wochen vor der Empfängis beginnen. Aus diesem Grund haben sich inzwischen weltweit 78 Staaten dazu entschlossen, bestimmte Grundnahrungsmittel mit Folsäure anzureichern. Unter anderem die USA und Kanada. Doch auch positive Auswirkungen auf demenzielle Erkrankungen werden der Folsäure nachgesagt. Diesem Tatbestand ging die Universität Bordeaux nach und nutzte dazu Datenmaterial von über 1300 Teilnehmern der sogenannten Three-City-Study (3C Study). In Frankreich werden Lebensmittel grundsätzlich nicht mit Folsäure angereichert. Drei Städte wurden für die Studie ausgewählt: Bordeaux, Dijon und Montpellier. Nach einer umfangreichen Befragung und Untersuchung begleiteten die Wissenschaftler die Teilnehmer der Studie 7,4 Jahre lang. In dieser Zeit kam es bei einigen zu demenziellen Erkrankungen. Das Ergebnis der Studie: Bei dem Fünftel der Teilnehmer, die am meisten Folsäure zu sich nahmen, fiel das Risiko um 50 Prozent geringer aus als bei denjenigen, deren Ernährung nur wenig Folsäure aufwies.[20] Brokkoli, Kräuter, Spinat, Mangold, grünes Blattgemüse, Kohl und Leber sind die wertvollsten natürlichen Lieferanten für Folsäure. Sie enthalten auch andere Vitamine und Mineralstoffe, die für unser Immunsystem wichtig sind. Um dem Abbau von Gehirnzellen entgegenzuwirken und damit Demenz und Alzheimer vorzubeugen, empfiehlt sich oftmals eine hoch dosierte Vitaminspritze.

Schutzschild L-Serin

Im ersten Kapitel sprach ich unter anderem davon, dass Cyanobakterien das Nervengift BMAA bilden, das in den Samen von Kulturpflanzen etwa auf der Insel Guam vorkommt oder durch die weltweit immer häufiger auftretende Algenblüte. Ein natürlicher Schutzschild vor diesem Gift, das im Zusammenhang steht, demenzielle Erkankungen auszulösen, ist die Aminosäure L-Serin. Versuche mit Affen haben gezeigt, dass diese beim Verzehr von BMAA-haltigen Bananen 80 bis 90 Prozent mehr Ablagerungen im Gehirn hatten als Artgenossen, die zu den gleichen Bananen eine tägliche Dosis L-Serin erhielten. Da L-Serin, dieser natürliche Eiweißbaustein – ähnlich wie Vitamin C, A oder E – nicht patentierbar ist, ist dieses Wissen für Pharmakonzerne wertlos, da es ihnen um große Geschäfte mit teuren Arzneimitteln geht. Aus diesem Grund finanzieren sie keine Studien, die beispielsweise solchen Erkenntnissen nachgehen und diese als valide adeln.

Natürliches Serin kommt in der Nuss vor, die die Form unseres Gehirns hat, also der Walnuss; außerdem in Erdnüssen, Fisch und Kaviar. Im Blut meiner Patienten messe ich die Konzentration von Serin beim Check-up. Und häufiger, als man denkt, bestehen Defizite. Um sie auszugleichen, können Sie entweder viel Kaviar essen oder L-Serin als Nahrungsergänzung nehmen. Bei meinen Patienten mit nachgewiesenem Serinmangel gebe ich dreimal täglich 500 mg L-Serin. Das stellt einen veritablen Schutz vor dem Nervengift BMAA dar. Da es sich hier um eine natürliche Aminosäure handelt, kann man Serin praktisch auch nicht überdosieren.

Doch nicht nur die richtige Ernährung kann uns vor krankhaftem Gedächtnisschwund schützen, sondern auch Bewegung. Ähnlich wie mit der richtigen Ernährung gelingt es mit der geeigneten Dosis Aktivität, unser steinzeitliches Programm zu bedienen und unser Oberstübchen zu pushen. Warum das so ist und welche Bewegungen besonderes empfehlenswert sind, erfahren Sie im folgenden Kapitel.

Beweg dich – ausreichend und mit Köpfchen!

Bewegung hält uns fit und sogenannte Zivilisationskrankheiten wie Diabetes, Bluthochdruck oder Übergewicht im Zaum. Damit ist sie indirekt eine gute Präventivmaßnahme gegen das Vergessen, da diese Erkrankungen Demenz oftmals begünstigen. Zusätzlich beflügelt Bewegung die synaptische wie neurologische Plastizität. Das heißt, Bewegung und bestimmte Bewegungsabläufe verbessern die Kommunikation und das Wachstum der Gehirnzellen. Doch der Reihe nach: Betrachten wir Bewegung zuerst einmal ganz allgemein und klären, warum sie so vitalisierend für unseren Körper ist. Diese Tatsache hängt vor allem damit zusammen, dass wir Menschen – wie auch Tiere – auf eine bestimmte Lebensweise hin ausgerichtet sind.

Auf die Frage, wie es dazu kam, dass unsere affenartigen Vorfahren plötzlich statt auf vier auf zwei Beinen laufen wollten, gibt es verschiedene Hypothesen unter Experten: Zum Beispiel die leichtere Fortbewegung im offenen Gelände, die bessere Rundumsicht auf mögliche Feinde oder die bessere Kühlung des Körpers in der Sonne werden als Gründe genannt. Jedenfalls bildeten unsere Vorfahren im Laufe ihrer weiteren Entwicklung den Körper eines Jägers und Sammlers aus. Auf der Suche nach Nahrung legten sie täglich im Schnitt zehn bis 20 Kilometer rund um ihr Lager zurück. Von solchen reinen Jägern und Sammlern gibt es weltweit heutzutage nur noch sehr wenige, zum Beispiel einige Hundert Angehörige der Hazda im Norden Tansanias, die nur das essen, was sie selbst jagen oder sammeln. Die Fähigkeit, lange Distanzen sogar im Dauerlauf zurückzulegen, hatte den Vorteil, dass unsere Vorfahren es zwar als Sprinter nicht mit einer Gazelle oder Antilope aufnehmen, aber andere Tiere bis zur Ermüdung hetzen konnten. Ein weiterer Vorteil war, dass das Fell schon großenteils abgelegt war. Unsere Vorfahren überhitzten daher nicht bei langer Verfolgung – im Gegensatz zur Beute. Bewegung – egal ob ausdauernde Sprints oder lange Wanderungen – steckt uns also in den Knochen.

Wer mir auf den sozialen Netzwerken folgt, weiß, dass ich die schönsten Bilder vom Radfahren, Wandern oder Bergsteigen gerne mit meinen Followern teile, um sie ebenfalls zur Bewegung zu animieren.[21]

Evolution versus Zivilisation

Dieses steinzeitliche Programm, mit dem unser Körper ausgestattet ist, steht in krassem Gegensatz zu unserer heutigen Lebensweise. Denn während sich die Evolution im Schneckentempo vollzog, hat sich die menschliche Zivilisation im Vergleich dazu in Formel-1-Geschwindigkeit entwickelt. Unser Körper und auch unser Gehirn sind immer noch die eines Steinzeitmenschen, gleichzeitig leben wir heute in Wolkenkratzern mit Turboaufzug.

Durch den Anbau von Getreide und indem unsere Ahnen Tiere zähmten, wurden sie vor rund 10 000 Jahren sesshaft. Es entstanden erste Gesellschaften. Gleichzeitig setzte mit diesem Meilenstein die konträre Entwicklung zu unserem Erbe ein, die sich gerade in den letzten 100 Jahren unserer Menschheitsgeschichte besonders verschärfte: Der Lebensalltag verlangt vor allem von uns westlich geprägten Europäern immer weniger Bewegung: Wir fahren mit dem Auto zur Arbeit, viele von uns sitzen acht Stunden am Tag an einem Schreibtisch oder starren in einen Bildschirm. Nach der Arbeit wird gegessen und danach gemütlich auf dem Sofa amerikanische Serien gestreamt, gechattet oder telefoniert. Die Folge: Die Bewegungszeit der Menschen verringert sich immer mehr. Laut der World Health Organization (WHO) ging die körperliche Aktivität in Deutschland allein in den vergangenen zwei Jahren um 15 Prozent zurück, während 70 Prozent aller Schulkinder bereits motorische Defizite aufweisen. Gleichzeitig entwickeln wir, wie ein Tier in einer unnatürlichen Umgebung, auch Krankheiten – die sogenannten Zivilisationskrankheiten. Der Mediziner Detlev Ganten, ein Experte auf dem Gebiet Gesundheit und Evolution, sagt: Rund 80 Prozent unserer Krankheiten sind Zivilisationskrankheiten, und die größte

Gruppe davon sind die Herz-Kreislauf-Erkrankungen, gefolgt von Diabetes Typ II. Die »Zuckerkrankheit« verbreitet sich in westlichen Gesellschaften rasant, mittlerweile geht man in Deutschland von ungefähr sieben bis neun Millionen Erkrankten aus. Und sie entsteht genau deswegen, weil unser Körper wie in der Steinzeit funktioniert, wir ihn aber nicht mehr entsprechend benutzen, sprich bewegen.[22]

Das Verzwickte an der Sache mit der Bewegung ist auch auf eine andere Folge der Evolution zurückzuführen. Man könnte nämlich zu Recht fragen: Wenn unser Körper so gut auf Bewegung ausgelegt ist, warum machen wir das dann nicht automatisch? Warum drängt es uns nicht wie von selbst zum Gehen, Laufen, Radfahren? Und wieso finden wir ungesunde Süßigkeiten und Junkfood so lecker? Die Antwort darauf lautet: Auch Faulsein ist evolutionär eigentlich ganz super, sagt Detlev Ganten. Diejenigen Menschen, die möglichst effizient die aufgenommene Energie verbrauchen oder sparen konnten, hatten einen Überlebensvorteil. Wie gesagt, unser Körper ist auf Steinzeit ausgelegt. Deswegen hat er prinzipiell nichts gegen Energiezufuhr in Form eines fettigen Burgers und eines süßen Schokoriegels einzuwenden. Schließlich bedeutet das Energie, und die war früher schwer zu bekommen. In der Steinzeit gab es keinen Supermarkt um die Ecke, in dem unsere Vorfahren Nahrung für drei Wochen einkaufen konnten. Unser Körper musste also beides leisten, sich ausreichend bewegen, um Nahrung einzusammeln, und Energie effizient verwerten. Unser Körper ist immer noch derselbe, nur müssen wir heutzutage nicht mehr dem Wild hinterherjagen. Die Bewegung fällt weg, die Faulheit bleibt.

Indirekte Prävention: Ein stabiles Fundament gegen das Vergessen

Wie bereits angesprochen, gibt es verschiedene Risikofaktoren für Demenzen, und Sport und Bewegung können viele dieser Faktoren eindämmen. Das ist wie bei einem Turmbau: Wird die unterste

Ebene wackelig, dann wird auch die Ebene darüber instabil. Ist unten alles gesichert, besitzen wir ein stabiles Fundament, sodass auf den oberen Ebenen nicht mit Einsturzgefahr zu rechnen ist. Im Umkehrschluss heißt das: Bewegen wir uns zu wenig, schürt das das Auftreten von Folgeerkrankungen, und diese wiederum steigern unser Risiko, eine Demenz auszuprägen. Wie bereits in Kapitel 1 beschrieben, korrelieren Diabetes und Alzheimer so auffällig miteinander, dass manche Mediziner zuspitzend den Begriff »Diabetes-Typ-3« für eine Alzheimer-Krankheit verwenden. Und zu wenig Bewegung ist eindeutig eine der Hauptursachen für einen Typ-2-Diabetes. Bei diesem Diabetes-Typ ist der Blutzuckerspiegel erhöht, und die Zellen sind insulinresistent.

Diabetes

Wer sich bewegt, senkt als Erstes seinen Blutzuckerspiegel: Die Glukose im Blut wird von den Muskeln benötigt, um Energie zu erzeugen, die den Körper am Laufen hält. Die Muskeln sind nämlich die wichtigsten Verwerter der Glukose im Körper. Zum zweiten verbessert körperliche Aktivität die Insulinempfindlichkeit der Zellen – es kann wieder mehr Glukose aus dem Blut aufgenommen werden. Weil dieser Effekt aber nur in den zwei Tagen nach dem Sport anhält, raten Mediziner zum Beispiel Patienten, die bereits an Diabetes leiden: lieber regelmäßig alle zwei Tage Sport treiben als nur zwei lange Einheiten pro Woche. Schon ein Spaziergang von 30 Minuten in einem zügigen Tempo zeigt hier sofort Erfolge: Danach sind die Blutzuckerwerte deutlich niedriger.

Der andere Ansatzpunkt, an dem Bewegung gegen Diabetes wirkt, ist das Körpergewicht. Wer an einem Diabetes Typ II leidet, hat zunächst zu viel Insulin im Körper. Dieses Insulin verwandelt wiederum den nicht abgebauten Zucker im Blut in Bauchfett. Und diese Fettzellen setzen Hormone frei, die die Insulinresistenz bei den Zellen und der Leber erhöhen. Ein Teufelskreis, der den Diabetes weiter ausprägt. Die gute Nachricht: Trainiert man das überflüssige Fett weg, geht auch die Insulinresistenz zurück. Sport und Bewegung sind ein wichtiger Bestandteil jeder Gewichtsreduktion.[23]

Das metabolische Syndrom: Gefäßverkalkung, Bluthochdruck, Schlaganfall

Zivilisationskrankheiten entstehen dadurch, dass unsere moderne Lebensweise nicht zum steinzeitlichen Erbe unseres Körpers passt. Um dieses komplexe Thema ein bisschen besser zusammenzufassen, hat die Medizin dankenswerterweise einen Begriff eingeführt, der einige Indikatoren für diese Disbalance bündelt: das sogenannte metabolische Syndrom.

Das metabolische Syndrom ist wie das Demenz-Syndrom keine eigene Krankheit im wissenschaftlichen Sinne. Es ist ein gemeinsames Auftreten mehrerer Symptome, die eng verbunden sind mit unserem modernen Lebensstil: Übergewicht, erhöhte Blutzuckerwerte, erhöhte Blutfettwerte und erhöhte Blutdruckwerte. Kennzeichnend für dieses metabolische Syndrom ist auch das Bauchfett, das sich im inneren Bauchraum sammelt und dort nahe an den Organen sitzt, das sogenannte viszerale Bauchfett. Dieses viszerale Fett beeinflusst den Insulinspiegel im Blut, und das Insulin fördert Bluthochdruck. Denn ein Plus an Insulin sorgt dafür, dass die Nieren Wasser und Kochsalz zurückhalten, und das führt zu erhöhten Blutdruckwerten. Die Risikofaktoren im metabolischen Syndrom beeinflussen und verstärken sich also gegenseitig.

Tritt dieses metabolische Syndrom beim Menschen auf, ist zum Beispiel eine besonders wichtige Körperfunktion gefährdet: unser Blutkreislauf. Wie wir gesehen haben, ist ein kritischer Blutkreislauf gefährlich im Hinblick auf vaskuläre Demenzen. Verkalken unsere Schlagadern, kann das einen Schlaganfall zur Folge haben: Dabei stoppt ein Pfropf oder ein Blutgerinnsel die Blut- und damit die Sauerstoffversorgung im Gehirn, bei einem Aneurysma reißt die geschwächte Wand der Arterie.[24]

Unser Herz-Kreislauf-System können wir aber glücklicherweise sehr gut durch Sport und Bewegung verbessern. Schon moderates Ausdauertraining reicht aus: Es lässt unser Herz öfter schlagen, um Sauerstoff im ganzen Körper zu verteilen. Dadurch steigt auch der Blutdruck. Durch diese Kombination von erhöhter Herzfrequenz und erhöhtem Blutdruck wirkt eine stärkere Kraft an den Innenwänden der Blutgefäße – logisch, wenn das Blut schneller und mit höherem Druck fließt. Durch diese Krafteinwirkung wird die Bildung von sogenannten Endothel-Zellen angeregt. Diese Zellen verhindern, dass sich andere Stoffe in den Blutgefäßen ablagern und zur Verkalkung führen.

Weiterhin »verbessert« sich durch Sport das Blut selbst: Es kann leichter durch die Adern zirkulieren. Das beugt Blutgerinnseln vor. Sport und Bewegung scheinen auch die Selbstheilungskräfte bei Arteriosklerose anzuregen: Der Körper kann bei verkalkten Arterien neue Verbindungen schaffen und diese Engstellen mit einem Bypass umgehen. Dazu nutzt er sogenannte Kollateralarterien, die schon von Geburt an im Körper angelegt sind.[25]

Stress und psychische Gesundheit

Liest man Studien und Untersuchungen, scheint es manchmal geradezu ein wenig übertrieben, gegen was Sport und Bewegung nicht alles zu helfen vermag und wie beides jeden gesünder zu machen scheint. Zusätzlich gibt es viele Belege, dass Sport glücklich macht, und ebenso klare Effekte, die wiederum indirekt das Risiko für eine Demenz mindern: Wer sich ausreichend bewegt, ist weniger gestresst und anfällig für psychische Krankheiten. Wer weniger Stress hat und ausgeglichen ist, der hat ein niedrigeres Risiko für eine Demenz.

Eine Langzeitstudie mit gut 19 000 Niederländern untersuchte zum Beispiel den Zusammenhang zwischen Bewegungstraining und geistigem Wohlbefinden über elf Jahre lang, von 1991 bis 2002. Das Ergebnis: Wer mindestens eine Stunde in der Woche trainierte, hatte weniger psychische Probleme. Die sportelnden Probanden fühlten sich weniger ängstlich, neurotisch oder depressiv, und zwar unabhängig von Geschlecht und Alter.[26]

Dass Bewegung und Sport solche Auswirkungen auf das Glücksempfinden haben, hängt beispielsweise mit der Regulation von Botenstoffen im Körper zusammen. Eine Metastudie aus Taiwan untersuchte im Jahr 2012 die bisherigen Erkenntnisse zu den drei Stoffen Dopamin, Serotonin und Noradrenalin. Das Dopamin-Level im Gehirn steigt zum Beispiel nach einem Sporttraining an. Zusätzlich können bei regelmäßigem Training Dopamin und die Rezeptoren an den Nervenzellen besser miteinander kommunizieren. Serotonin, das uns ebenfalls ein Gefühl von Wohlbefinden gibt, kann durch Training auch vermehrt ausgeschüttet werden. Beim Serotonin scheint es aber Unterschiede zwischen der Art des Trainings und den Hirnregionen zu geben: Besonders intensives Training erhöhte etwa den Serotonin-Spiegel im Hippocampus. Noradrenalin wiederum ist ein Botenstoff und Hormon, das vor allem bei Stress eine Rolle spielt. Regelmäßiges Ausdauertraining kann die Ausschüttung von Noradrenalin im Gehirn beschränken. Außerdem weiß die Medizin, dass regelmäßiges Training das Gehirn besser auf stressige Situationen vorbereitet: Forscher ließen Ratten sechs Wochen lang regelmäßig in einem Rad laufen. Hinterher stellten sie fest, dass das Gehirn dieser Ratten sich auf stressige Situationen wie auf einen unausweichlichen Schock eingestellt hatte – das entsprechende Gehirnareal reagierte nicht mehr so stark.[27]

Selbst wenn bereits eine psychische Krankheit vorhanden ist, kann Sport bei der Behandlung als »Medikament« genutzt werden. Amerikanische Forscher untersuchten dazu eine Gruppe von älteren Patienten mit einer Depression. Die 165 Männer und Frauen über 50 Jahre bekamen entweder ein Antidepressivum, machten Sport oder kombinierten beides. Die Sportübungen bestanden aus insgesamt 45 Minuten Bewegung dreimal die Woche, Laufen oder Gehen, auf einem mittleren Anstrengungslevel. Nach 16 Wochen verglichen die Forscherinnen und Forscher den Zustand der Depression bei den drei Gruppen: Die Medikamenten-Gruppe machte zu Beginn zwar die schnellsten Fortschritte, doch am Ende des Untersuchungszeitraums waren alle Gruppen ungefähr auf dem gleichen Level. Zwischen 60 und 68 Prozent der Teilnehmer zeigten keine depressiven Symptome mehr. Man müsse deswegen Sport als ernsthafte Alternative zu einer Medikation bedenken, resümieren die Forscher.

Das ist besonders deswegen zu erwägen, da einer der berühmtesten Wissenschaftler der Welt, Prof. Dr. John Ioannidis, in einer großen Metaanalyse bewiesen hat, dass die meisten Psychopharmaka in ihrer Wirksamkeit kaum über ein Placebo hinauskommen.[28]

Direkte Prävention: Was bewirkt Bewegung im Gehirn?

Es ist aber nicht nur ein indirekter Einfluss, den Bewegung auf unser Demenz-Risiko hat. Mittlerweile gibt es Erkenntnisse, dass Bewegung auch ganz direkt auf die Gesundheit unseres Gehirns wirken kann. Zum Beispiel durch die Produktion neuer Neuronen, der Nervenzellen im Gehirn. Den Begriff »Stammzellen« kennen viele von Ihnen vermutlich schon aus der Diskussion um die Ethik der Stammzellen-Forschung. Stammzellen sind für manche die Hoffnung auf Heilung bei Erbkrankheiten, Krebs oder auch Demenzen. Das liegt an der Eigenschaft dieser speziellen Zellen: Sie können sich teilen, das heißt, neue Zellen hervorbringen. Diese neuen Zellen wiederum können sich ausdifferenzieren und zu einem anderen Zelltyp werden, zum Beispiel zu Blut-, Nerven- oder Herzmuskelzellen. Die Utopie mancher Mediziner ist deswegen, dass wir irgendwann mithilfe von Stammzellen kaputte Organe regenerieren können. Das wäre auch für Demenz-Patienten von Interesse, schließlich haben wir gesehen, dass bei der Entstehung von Alzheimer Nervenzellen im Gehirn absterben.[29]

Bewegung stimuliert die Bildung von Gehirnzellen

Lange war die Medizin der Meinung, dass beim Menschen alle neuronalen Nervenzellen schon bei der Geburt angelegt seien und das Depot bis zum Ende des Lebens reichen müsste. Mittlerweile ist klar: Es gibt eine Erneuerung. Diesen Prozess nennt man auch »adulte Neurogenese«. Diese Neubildung findet in zwei Gehirnarealen statt – im Riechsystem und im Hippocampus, jenem Areal, das besonders wichtig für das Lernen und das Gedächtnis ist. Dass neue Nervenzellen im Gehirn entstehen, hat zum Beispiel ein schwedisches Team 2013 mit einer clever angelegten Studie nachgewiesen: Die Forscher machten sich einfach Atombombentests zunutze. Weil bei solchen Tests radioaktive Stoffe in die Umwelt gelangen und sich schlussendlich im menschlichen Körper ablagern, suchten die Forscher das Gehirn nach den Konzentrationen dieser Stoffe ab. Sie fanden auf diese Weise heraus, dass im Hippocampus ein Drittel der Nervenzellen später »geboren« war als der jeweilige Mensch. Ergo entstehen auch im Erwachsenenalter neue Nervenzellen im Gehirn.[30]

Spannend ist nun folgende Frage: Kann man diese Neubildung irgendwie stimulieren? Zumindest bei anderen Säugetieren scheint das zu funktionieren. Der angesehene deutsche Neurologe Gerd Kempermann forscht genau zu diesem Thema. Ende der 90er-Jahre stellte er bei Experimenten mit Mäusen in Kalifornien fest: Hatten diese Mäuse ein Laufrad zur Verfügung und nutzten es, dann verdoppelte sich die Anzahl an neu entstandenen Nervenzellen. Die Ursache dafür könnte sein, dass Sport die Konzentration bestimmter Moleküle im Blut erhöht, die für Wachstumsprozesse im Körper zuständig sind. Neben Laufen stimulierten auch andere Reize die Bildung von Nervenzellen bei Mäusen. Dies waren Lernmöglichkeiten, soziale Interaktion und größere Käfige – summa summarum also eine abwechslungsreiche Umgebung. Kempermann untersuchte auch schwangere Mäuse und ließ sie im Rad laufen. Und auch hier zeigte sich: Die Bewegung der Mütter regte wohl die Bildung von Nervenzellen im Hippocampus an. Fünf Wochen nach der Geburt hatten die »Läufer«-Neugeborenen 40 Prozent mehr Nervenzellen in dieser Gehirnregion als die Nachkommen von »Nicht-Läufern«.[31]

Mittlerweile sind einige Forscher der Ansicht: Was für Mäusesport und das Gehirn gilt, gilt auch für Menschen. Ohne Zweifel wissenschaftlich nachgewiesen ist das noch nicht, doch die Indizien dafür sind sehr stark. Die Neurowissenschaftlerin Sandrine Thuret ist zum Beispiel davon überzeugt, dass Laufen, Sex, Lernen oder die richtige Ernährung auch beim Menschen die Produktion von Neuronen im Hippocampus anregt. Stress, Schlafentzug oder Alkohol dagegen verhindern diesen Neuronen-Turbo, so Thuret.

Bewegung beflügelt die geistige Interaktion

Lassen wir einmal den spannenden Part der »Gehirnerneuerung« außer Acht: Wie sieht es ganz allgemein mit Bewegung und Gehirnleistung aus? Die Forschungslage, die diesen Zusammenhang bestätigt, ist ziemlich eindeutig: Wer sich bewegt, dessen Gehirn schafft mehr. Wer sich bewegt, der vermindert sein Risiko für Demenzen. Allerdings gibt es hier eine vertrackte Frage, die einen direkten Zusammenhang zumindest relativiert: Wird unser Gehirn leistungsfähiger, weil wir mehr Sport machen? Oder machen wir mehr Sport und haben einen besseren Schulabschluss, weil wir in einer reicheren Familie und Gegend aufgewachsen sind, mehr Chancen und eine bessere Ernährung hatten? Das ist der große Unterschied zwischen Korrelation und Kausalität. Nur weil etwas zeitgleich auftritt, muss das eine nicht das andere bedingen. Die deutschen Forscherinnen Brigitte Röder und Kirsten Hötting nahmen sich vor, Licht in dieses Dunkel zu bekommen. Sie fertigten 2013 eine Metastudie an, in der sie unter anderem die Ergebnisse sogenannter Interventionsstudien zusammenfassten: Bei solchen Studien wurden die Teilnehmer vor und nach der Aufnahme eines Sportprogramms untersucht. Das Fazit von Röder und Hötting: »Die Daten aus Interventionsstudien haben einen überzeugenden Beweis zur Verfügung gestellt, dass einige Monate regelmäßigen körperlichen Trainings positive Effekte auf die kognitive Funktion haben.« Zusammenfassend könne man sagen, dass körperliche Bewegung die sogenannte synaptische Plastizität begünstige, folgern Röder und Hötting. »Synaptische Plastizität« ist eine Unterkategorie der »neuronalen Plastizität«. »Plastizität« könnte man auch als »Formbarkeit« ausdrücken. Mit diesen Begriffen ist also gemeint, wie gut sich unser Gehirn als Ganzes und die Synapsen, die Verbindungen zwischen unseren Gehirn-Nervenzellen, verändern lassen. Wie wir am Anfang des Buches gesehen haben, läuft über diese Synapsen die Informationsübertragung in unserem Gehirn. Bei der Umformung der Synapsen kann zum Beispiel die Effizienz der Übertragung verbessert werden, die Synapse kann sich auch vergrößern, oder ganz neue Synapsen können entstehen – auf jeden Fall wird unser Netzwerk im Gehirn neu und besser verschaltet.[32]

All diese Erkenntnisse lassen sich übrigens auch auf Demenzen übertragen. Eine Studie mit gut 1450 schwedischen Frauen beobachtete diese ab 1968 für ganze 44 Jahre. Die Frauen wurden immer wieder stichprobenartig auf Fitness und Demenz hin getestet. Am Ende der Langzeitstudie stand als Ergebnis fest: Die Frauen mit hoher Fitness hatten ein bis zu 88 Prozent niedrigeres Demenz-Risiko, und falls sie erkrankten, traten die Demenzen deutlich später auf.[33]

Hier stellt sich die Frage: Warum und wie genau macht Sport unser Gehirn besser? Für Gerd Kempermann ist das »Warum« kein Wunder, wenn man sich wieder die evolutionäre Entwicklung des Menschen ansieht: »Gehirne sind entstanden, um Bewegung zu ermöglichen.« Zum »Wie genau?« gibt es viele Erklärungen und Ansätze, denn unser Körper ist ein kompliziertes Gebilde mit vielen, vielen Rädchen, die ineinandergreifen – deswegen beschränken wir uns hier auf zwei anschauliche Beispiele.[34]

Beispiel Nummer 1: Die Botenstoffe im Gehirn. Wir haben schon über Noradrenalin und Serotonin gesprochen, als Auslöser von psychischem Befinden. Diese beiden Stoffe besitzen noch weitere Funktionen: Noradrenalin spielt eine Rolle bei der Sammlung und dem Abrufen von Erinnerungen, speziell emotionaler Erinnerungen. Umgekehrt nennt man das Noradrenalin auch »Dünger für das Gehirn«. Man vermutet, dass zu wenig Noradrenalin in bestimmten Gehirnregionen die Symptome von Alzheimer mitverursacht. Regelmäßiges Training auf dem Laufband erhöht nun genau den Noradrenalin-Spiegel in Gehirnregionen wie dem Hippocampus. Genauso verhält es sich auch mit dem Serotonin – sieben Tage anstrengendes Laufband-Training erhöht das Serotonin-Level im Hippocampus deutlich.[35]

Beispiel Nummer 2: Sport produziert einen anderen wichtigen Botenstoff. Hiermit ist das sogenannte Irisin gemeint. Bei Alzheimer-Patienten ist der Irisin-Spiegel im Hippocampus und der Rückenmarksflüssigkeit niedrig. Es besteht die Vermutung, dass dieser Mangel Alzheimer-Symptome auslöst. Eine internationale Forschergruppe senkte nämlich bei Mäusen den Irisin-Spiegel im Gehirn künstlich – die Nager zeigten daraufhin Alzheimer-ähnliche Symptome. Etwa Gedächtnisprobleme und eine geringere synaptische Plastizität. Bei einer Gegenprobe stellte das Forscherteam fest, dass sich bei Alzheimer-Mäusen eine Erhöhung von Irisin im Gehirn positiv auswirkt: Es »rettet« sozusagen das Erinnerungsvermögen und die synaptische Plastizität. Und dieses Irisin wird nun beim Sport hergestellt: Bei den Mäusen, die eine tägliche Schwimmeinheit absolvierten, stieg das Irisin ebenso an wie bei denen, die es als Mittel erhielten. Denn bei körperlicher Aktivität wird in den Muskeln ein Protein gespalten, dadurch entsteht Irisin und gelangt mit dem Blutkreislauf ins Gehirn.[36]

Be active: Jede Minute zählt!

Die WHO empfiehlt zweieinhalb Stunden moderate Bewegung pro Woche, das heißt zügiges Spazieren, mit den Kindern Toben oder zur Arbeit Radeln. Oder 75 Minuten intensives Workout, also schnelles Laufen und Krafttraining. Das ist manchen Experten noch zu wenig. Der bekannte deutsche Sportwissenschaftler Ingo Froböse rät, diese Zeiten zu verdoppeln. Die gute Nachricht ist aber auch: Egal, was Sie tun, jede Minute zählt. Die Medizin ist längst von dem

Dogma abgekommen, dass erst ab 20 Minuten oder einer halben Stunde Bewegung Gutes im Körper bewirkt. Stattdessen ist die Expertenempfehlung heutzutage: bewegen, wann und wo immer möglich. Denn: Wird Bewegung in den Alltag integriert, wird sie zu einem Verhaltensmuster und nützt damit noch mehr.

Es sind die Klassiker, die wir schon oft gehört haben, die aber immer noch gültig sind: statt mit dem Auto mit dem Rad zum nächsten Supermarkt fahren. Einen Spaziergang machen. Zwei Haltestellen vorher aussteigen, das gute Wetter genießen und zu Fuß den Rest des Arbeitsweges laufen. Treppen steigen! Immer wieder die Treppen steigen und den Aufzug nur nutzen, wenn das Meeting schon läuft. In der Mittagspause um den Block, vom Schreibtisch aufstehen und 30 Minuten ohne Stuhl arbeiten. Oder einfach mal abends auf den Wohnzimmerboden legen und Klappmesser machen – auch wenn es den Nachbarn komisch vorkommt. Der deutsche Sportwissenschaftler Gregor Rossmann empfiehlt, zwei- bis fünfmal täglich »Aktivpausen« in den Alltag einzubauen, die bis zu zehn Minuten dauern sollen.[37]

Welche Art der Bewegung wir wählen, ist für die allermeisten von uns tatsächlich ziemlich egal. Schließlich sind die wenigsten Leistungs- oder Extremsportler, die jeden Tag mehrere Stunden trainieren oder 8000er besteigen. Natürlich sind manche Sportarten belastender für die Gelenke oder unterscheiden sich in der Schwierigkeit. Allerdings ist es für Sie gesundheitlich gesehen nicht so entscheidend, ob Sie laufen, Rad fahren, Squash spielen oder tanzen gehen. Viel entscheidender ist, dass Sie etwas finden, was Ihnen Spaß macht, damit es Ihnen leichtfällt, die Bewegung in den Alltag zu integrieren. Ich selbst liebe die Berge und gehe aus diesem Grund bergwandern, laufe und fahre Rad, das verhindert (hoffentlich) die Verkalkung im Kopf.

Zum Radfahren treffe ich mich oft mit einem Freund, da das gemeinsame Sporteln den inneren Schweinehund leichter abhängt. Grundsätzlich ist, wer sich mit anderen verabredet, motivierter. Der

Sportpsychologe Jens Kleinert empfiehlt für den normalen Sportler außerdem: sich eine intrinsische Motivation suchen, einen Aspekt, der während der Bewegung Freude bereitet. Diesen Aspekt sollte man sich bei Unlust plastisch vorstellen, rät Kleinert – allein dadurch wird im Gehirn schon ein Belohnungsprozess ausgelöst, der unsere Motivation verstärkt. Wenn Sie also während einer Laufrunde endlich mal ungestört ein Buchkapitel hören können, dann ziehen Sie Ihre Motivation ruhig aus diesem Aspekt.[38]

Am besten beginnen Sie langsam mit kleinen Schritten und bauen Ihre Leistungsfähigkeit nach und nach aus. So verlieren Sie die Lust am Sport nicht gleich wieder, etwa weil Sie sich zu ambitionierte Ziele gesteckt haben. Ideale Trainingseinheiten für Anfänger sind 30 Minuten zwei Mal pro Woche. Wenn Sie am Ende eines Laufes noch Reserven übrig haben, dehnen Sie die Laufeinheiten in Fünf-Minuten-Intervallen aus oder nehmen einen weiteren Tag pro Woche dazu. Plötzlich jeden Tag Sport zu treiben ist auch keine gute Idee. Das überlastet den Körper zu sehr, und erst in den Ruhe- und Regenerationsphasen baut er die sportliche Leistungsfähigkeit auch tatsächlich auf.

Eine Ausnahme gibt es von der Alles-ist-gut-egal-was-Regel: Sollten Sie Übergewicht haben und abnehmen wollen, gilt es, mit einer Kombination aus normalem Ausdauersport und Muskelaufbau-Training zu beginnen. Denn je mehr Muskelmasse Sie haben, desto höher ist Ihr täglicher Energieverbrauch und das wirkt sich wiederum positiv auf Ihr Gewicht aus.

Sollten Sie in vorgerücktem Alter sein, schon lange keinen Sport mehr getrieben haben oder rauchen bzw. zu Übergewicht neigen und andere chronische Krankheiten haben, sollten Sie sich von Ihrer Ärztin oder Ihrem Arzt gründlich durchchecken und beraten lassen. Scheuen Sie sich auch nicht, professionelle Beratung in Anspruch zu nehmen, um sich ein Trainingsprogramm erstellen zu lassen, etwa von einem Sportmediziner oder einem Fitnesstrainer. Ausgangsniveau und Zielsetzungen sind schließlich für jeden Menschen anders.

Neuro-Kick »Life Kinetik«

Um das Gehirn noch ein bisschen mehr zu fordern, empfehlen Experten beim Bewegen, verschiedene Gehirnregionen anzuregen. Das würde die synaptische und neuronale Plastizität weiterhin fördern. Zum einen, indem man auf Überkreuzbewegungen achtet. Das ist zum Beispiel beim Skilanglauf der Fall. Durch den unterschiedlichen Einsatz von Armen und Beinen werden verschiedene neuronale Zentren trainiert. Gleichzeitig kommt es durch die Neuartigkeit der Strecke, die man läuft, zu neuen Bewegungsabläufen. Auch Koordinationssportarten wie Tanzen und Kampfsport gehen in die Richtung und beziehen verschiedene Gehirnregionen ein. Ein Konzept, das auch die sogenannte Life Kinetik aufgreift, die der Diplom-Sportlehrer Horst Lutz in seinem Buch »Life Kinetik – Bewegung macht Hirn« ausführlich mit vielen Beispielen auch aus dem Profisport beschreibt. Denn auch Leistungssportler nutzen diesen Neuro-Kick zur Steigerung ihrer Performance.

Bei Life Kinetik werden koordinatorische Übungen mit aktivem Denken und visueller Wahrnehmung verknüpft. Schließlich ist Routine der größte Feind des Fortschritts im Gehirn, während eine überraschende Bewältigung eines neuartigen Bewegungsablaufs im Kopf eine strukturelle Veränderung in Gang setzt. Das gelingt dieser neuartigen Fitness-Methode, indem sie die linke wie rechte Gehirnhälfte mit einbezieht, die aufgrund der Überkreuzung der langen Nervenzellen im Hirnstamm die gegenüberliegende Körperseite steuern. Wie wir wissen, steuert die linke Gehirnhälfte die rechte Seite des Körpers, die rechte Gehirnhälfte kontrolliert die linke Seite. »Um jedoch noch weiter differenzieren zu können, unterteile ich das Gehirn in Anlehnung an das Gehirn-Körper-Modell von Josef Mohr auch noch in einen vorderen und hinteren Teil und in einen oberen und unteren Abschnitt«, erklärt Lutz in seinem Buch und weiter: »Gleichzeitige oder ständig wechselnde Beanspruchung der rechten und linken Körperseite verknüpft die beiden Hemisphären. Da eine der beiden Gehirnhälften – meistens die linke – als

Logikhälfte bezeichnet werden kann und die andere – meistens die rechte – als Gestalthälfte, lässt sich ableiten, was ein Training dieser Dimension bewirkt.«

Um Ihnen zu verdeutlichen, wie Life Kinetik arbeitet, hier eine kleine Übung mit einem Tennisball und einem Spielepartner. Dabei erklären Sie Ihrem Mitspieler, dass er beim Zuwerfen des Balls mit der linken Hand fangen und dabei mit dem rechten Fuß einen Schritt nach vorne machen soll. Und umgekehrt. Dann können Sie starten.

Life Kinetik können Sie auch alleine durchführen: Halten Sie in jeder Hand einen Ball und strecken Sie Ihre Arme parallel vor Ihrem Körper. Werfen Sie beide Bälle nach oben in die Luft und versuchen Sie sie mit gekreuzten Armen aufzufangen. Ziel ist nicht Perfektion, sondern einen neuen Bewegungsablauf zu erlernen, der verschiedene Gehirnzentren einbezieht. Gelingt Ihnen dieser Kniff, nehmen Sie sich die nächste motorische Herausforderung vor. Etwa indem Sie mit bunten Bällen arbeiten oder ein anderes Bewegungsmuster anpacken. Was die Studienlage, die sich allerdings auf eher kleine Studien beschränkt, anbelangt, sind die Ergebnisse sehr vielversprechend. Auch was die Methode in Hinblick auf eine Demenz-Prophylaxe anbelangt.[39]

Und schauen wir uns die Zukunft des Sports an, arbeiten neue digitale Trainingsgeräte auch mit diesem Anreiz. Etwa die Multimedia-Wall von »Multiball« (www.funwithballs.com). Bei der müssen der Spieler Gedächtnisübungen machen und mit einem Ball die entsprechenden Felder treffen oder ihre Geschicklichkeit beim Abschießen von vorbeischwimmenden Fischen oder kleinen Monstern demonstrieren, die aus allen Richtungen auf dem Spielfeld erscheinen. »Sphery« (www.sphery.ch) ist ein Schweizer Start-up, bei dem Spieler in einer Box, dem sogenannten ExerCube mit Touchscreen-Wänden, ihre körperliche und geistige Fitness trainieren können. Beide flankieren die Mixed-Reality-Bewegung im Sport, neben anderen virtuellen Spielen, bei der sich reale mit virtueller Welt vermischt. Doch solche Besonderheiten von Bewegung nur am Rande, die uns unter anderem dabei unterstützen, unser Denkorgan fit zu halten. Eine andere Möglichkeit ist, dass wir eine neue Einstellung dem Alter gegenüber gewinnen. Das bringt uns zu einer weiteren vorbeugenden Maßnahme, mit der wir Demenz im Zaum halten können.

Neue Einstellung dem Alter gegenüber

Hören wir den Begriff »Alter«, zieht sich in vielen von uns etwas zusammen. Alter klingt nach Ablaufdatum, Kamillentee, Wollsocken, Nicht-mehr-so-können-wie-wir-Wollen, nach körperlichen Beschwerden und nach allem anderen als einem Zustand, den wir erstrebenswert und sexy finden. Bereits auf der Feier des 50. Geburtstags wird unter Freunden gewitzelt, dass man jetzt auf dem »Rückflug« sei, und auch von »Restlaufzeit« bis zur Rente wird gesprochen. Als gäbe es einen Wendepunkt, hinter dem alles endzeitlich würde. Und damit schnüren wir uns, ob wir wollen oder nicht, in ein geistiges Korsett.

Natürlich war das vor 150 Jahren anders. Da ging ein Großteil der Bevölkerung harter, körperlicher Arbeit auf dem Feld oder in den Fabriken nach, sodass unsere Groß- und Urgroßeltern sich ab einem bestimmten Alter müde und körperlich mitgenommen von der schweren Arbeit fühlten und ausruhen mussten. Für sie war es ein Geschenk, Rente beziehen und sich aufs Altenteil zurückziehen zu können. Doch haben sich die Zeiten gewandelt, und wer heute noch so denkt, manövriert sich selbst aufs Abstellgleis: Wir verabschieden uns aus der Mitte des Lebens an den Rand. Dabei ist der Zeitabschnitt von 30 bis 60 Jahre der gleiche wie von 60 bis 90. Ein persönliches Beispiel dazu: Manchmal treffe ich mich mit meinem Freund Helmuth, einem pensionierten Kinderarzt, zum Bergwandern. Dieser zähe Hund besteht nur aus Muskeln und Sehnen und geht aus Rücksicht mir gegenüber nicht auf Zeit. Dabei ist er über 80, sprich 20 Jahre älter. Solche Vorbilder tackere ich immer fest an meiner Pinnwand im Gehirn.

Für viele Menschen beginnt das Alter mit dem Ende der Erwerbstätigkeit, verbunden mit der Freude auf die Zeit des Urlaubs, des Sich-Entspannens, was die Gefahr birgt, mit dieser Denke auch ihre Senilität einzuleiten. Selbst gemacht. Schließlich ist unser Gehirn ein Muskel, ein »Problemlöseorgan« und ausgelegt auf Abwechslung, Neues, Ungewöhnliches, Lernen. Diesem Drang sollten wir nachgeben. Denn so wie die richtige Ernährung und Bewegung ist auch geistige Aktivität ein hervorragender Anti-Demenz-Schutz. Und es ist erwiesen, dass wir uns bis ins hohe Alter fordern können und sollten. Nicht nur körperlich, sondern auch geistig. Hören wir also auf, uns mit einer mentalen Halbwertszeit zu beschränken.

Denken umprogrammieren!

Anders als unsere Großeltern haben wir auch eine viel längere Lebenszeit. Insbesondere weil unsere Lebenserwartung zunimmt. Aktuell liegt sie bei Männern bei 78,8 Jahren, bei Frauen bei 83,5 Jahren.[40] Wer ab Jahrgang 1998 geboren worden ist, kann statistisch gesehen sogar 100 Jahre alt werden. »Es bestand vor ein paar Jahren die Befürchtung, dass der enorme Anstieg der Lebenserwartung mit einem Anstieg von vielen hochbetagten Menschen mit Demenz verbunden sein könnte. Das ist nicht eingetreten«, sagt auch Ulmann Lindenberger, Leiter der Berliner Altersstudie.[41] Und weiter: Heute seien ältere Menschen geistig deutlich fitter als noch vor 20 Jahren. Gleichzeitig gaben die Befragten an, dass sie mit ihrem Leben deutlich zufriedener sind und mehr positive Gefühle im Alltag empfänden als die Vergleichsgruppe vor zwei Jahrzehnten. Die Gründe seien breit gefächert: bessere Ernährung, bessere Bildung, anregendere Umgebung und Disziplin gegenüber gesundheitsschädlichem Verhalten. Diese Erkenntnisse sollten uns optimistisch stimmen und uns ein langes Leben und damit auch das Alter kreativer betrachten lassen.

Wie wir über das Alter denken, bestimmen wir und damit im Umkehrschluss auch, wie wir es ausschöpfen. Sehen wir den

Zuwachs an Jahren als Herausforderung oder als Bürde an, sehen wir den Alterungsprozess optimistisch oder pessimistisch? Dass da ein Zusammenhang besteht, zu dieser Erkenntnis gelangte auch eine Langzeitstudie von Patricia Boyle und Kollegen, in der sie mehr als 900 geistig fitte, sich selbst versorgende Senioren regelmäßig nach ihrer Lebenseinstellung befragten: Das Risiko, an Alzheimer-Demenz zu erkranken, war bei den Probanden, die einen Sinn im Leben sahen und Zukunftspläne hatten, um 52 Prozent geringer als bei den Befragten mit eher negativen Prognosen, was ihre Zukunft betraf.

Alter entsteht im Kopf: Unsere Vorurteile über das Altern beeinflussen unseren Alterungsprozess und wirken wie eine selbst erfüllende Prophezeiung: Wer dem Alter positiv entgegensieht, lebt länger und bleibt gesünder als Menschen, die ein negatives Bild vom Alter haben. Das hat unlängst wieder eine Studie unter zwei verschiedenen Altersgruppen nachgewiesen: Mit 43- bis 46-Jährigen sowie mit 61- bis 65-Jährigen.[42] Ebenso wie eine Befragung von 150000 Menschen in 101 Ländern. Bei der Länderstudie stand nicht nur der persönliche Blick auf das Alter im Vordergrund, sondern auch die Sichtweise der Gesellschaft: In Ländern, in denen Senioren respektiert werden, sind diese geistig und körperlich fitter. Anders verhält es sich in Ländern, in denen Alter weniger positiv gesehen wird: Dort sind sie nicht nur gebrechlicher, sondern auch ärmer.

Höchste Zeit, unsere Einstellung zu ändern, selbst wenn es nicht einfach ist, alte Denkmuster zu korrigieren. Doch auch dazu ist unser Gehirn dank seiner Plastizität in der Lage. Gleichzeitig vernetzen neue Gedanken und Überzeugungen es neu. Damit dieser Reset leichter vonstattengeht, empfehlen Neurologen, sich die gewünschte, positive Situation mit allen Sinnen vorzustellen: zum Beispiel, dass Sie noch mit 90 Jahren morgens walken gehen, die feuchte Erde riechen, die Kieselsteine auf dem Weg unter Ihren Füßen spüren. Gleichzeitig freuen Sie sich über die Aktivität, zu der Ihr Körper immer noch imstande ist und auf die kommenden Stunden, wo Sie sich ehrenamtlich für einen Umweltverein engagieren. Dieser begehrenswerte wie positive Zustand ist ein starker Anreiz für unser Gehirn, sich umzuprogrammieren, und immer wenn wir in der Richtung einen kleinen Erfolg verbuchen, glauben wir selbst stärker daran und erleben, wie unser Körper sich mit dieser Wunschvorstellung verbindet.

Brain Challenge

Wir sollten nicht nur positiv über uns im Alter denken, sondern unser Denkorgan permanent fordern. Damit regen wir die Bildung und Vernetzung von Nervenzellen im Gehirn an. Und je komplexer und neuartiger eine Tätigkeit, desto besser ist sie für die kognitive Gesundheit. Sie können das schon morgens in Ihren Tagesablauf integrieren, indem Sie sich beim Zeitunglesen oder wenn Sie einen Text lesen, bemühen, wesentliche Stichworte zu memorieren. Auch wichtige Telefonnummern von Familienmitgliedern oder Kunden sollten Sie nicht dem Mastermind Ihres Handys oder Ihrem virtuellen Assistenten überlassen, sondern sie sich selbst einprägen. Oder sich angewöhnen, Dinge auswendig zu lernen, statt schnell auf Wikipedia zu spicken oder, wenn Sie von A nach B fahren wollen, automatisch Google Maps zu bemühen.

Da ich selbst oft in Thailand bin, habe ich es mir zum Beispiel zur Aufgabe gemacht, Thailändisch zu lernen. Ohne sprachlichen Grundstock muss sich mein Gehirn unheimlich anstrengen. Für das Wort Fahrrad – »rodchakjaran« (ins Deutsche übersetzt: Gerät, um zu strampeln) – musste ich immer wieder in meiner Liste im Handy nachsehen, bis ich es konnte. Solche kleinen Denkaufgaben halten das Hirn wach. Auch gut sind Sprachapps. Sie können Erfolge anzeigen, wenn Sie bestimmte Verben zwei Wochen später noch wissen. Denn dann ist klar, dass sie ins Langzeitgedächtnis übergegangen sind. Doch nicht nur Spachen-Lernen ist bis ins hohe Alter möglich. Eigentlich kann man in fast allen Bereichen neue Kenntnisse erwerben, egal, ob es darum geht, ein Instrument zu spielen, eine neue Sportart zu erlernen oder Computer zu programmieren. Schließlich sagt Ulman Lindenberger, Professor für Entwicklungspsychologie und geschäftsführender Direktor des Max-Planck-Instituts für Bildungsforschung, dass Ältere bei regelmäßigem Üben eine ähnliche Lernkurve erzeugen können wie Jüngere: »Das maximal erreichbare Niveau mag etwas niedriger sein, und sie ist vielleicht auch etwas weniger steil, aber im Prinzip sind es exakt dieselben Vorgänge«, so Lindenberger.[43]

Gefordert werden, das gefällt unserm Hirn. Selbst in höheren Jahren. Das bestätigt auch die Gerontologin der Universität Vechta Maria Pavlova und meint, dass sich Herausforderung und Leistung gegenseitig bedingen würden. Tatsächlich sei es ein Unterschied, ob es nur um Spaß, sprich ein Hobby, ginge oder um eine strukturierte Beschäftigung, bei der man auch Verantwortung übernehme. Nach Erkenntnis der Expertin sei es am förderlichsten für die geistige Fitness, Vorgesetzter zu sein, viel mit Menschen verhandeln zu müssen, zu beraten und Entscheidungen zu treffen. Interessant in dem Zusammenhang ist auch die Tatsache, dass wir Denkleistung einbüßen, wenn wir unser Hirn nicht entsprechend benutzen. Das fand ein internationales Team von Wissenschaftlern heraus, das die kognitiven Leistungsdaten von 421 schwedischen Senioren zwölf Jahre lang untersucht hat. Das Ergebnis: Nach komplexer Tätigkeit mit Menschen im Berufsleben verbesserten sich die verbalen Ressourcen, die Gedächtnisleistung und die mentale Schnelligkeit – unabhängig vom Alter, dem Geschlecht und der Bildung innerhalb der Gruppe.[44]

Nach der Rente nicht rosten

Auch wenn viele von uns spätestens mit Anfang 60 die Tage bis zur Rente zählen, weil sie dann ihren eigenen Rhythmus leben können, aufstehen, wann es ihnen gefällt, erst mal ins Kaffeehaus, reisen oder tagsüber ins Kino gehen oder ein Buch in einem Stück lesen können, wollen immer mehr von uns aus freien Stücken auch noch einer Beschäftigung nachgehen. Laut Statistischem Bundesamt arbeiten über eine Million Menschen jenseits der Regelarbeitsgrenze. Davon üben 20 Prozent einen sozialversicherungspflichtigen Job aus, der Rest Minijobs.

Nach einer Auswertung des Instituts für Arbeitsmarkt- und Berufsforschung (IBA) ist mehr als ein Viertel aller Rentner in den ersten drei Jahren nach ihrem Ausscheiden aus dem Betrieb erwerbstätig. Die Zahl der weiterarbeitenden 65- bis 69-Jährigen hat sich im Laufe der vergangenen zehn Jahren verdoppelt. Gleichzeitig gibt es einige Anlaufstellen, die sich um die jungen Alten kümmern und sie als Senior Experten vermitteln. Abhängig von der Höhe der Qualifikation, steigen die Möglichkeiten, seine Expertise auch in fortgeschrittenen Jahren lukrativ zu nutzen: Hochqualifizierte können sich leichter selbstständig machen und Berater oder Coaches werden als beispielsweise Bandarbeiter und Maurer. Dass sich spätes Arbeiten (wenn es nicht aus finanzieller Not heraus geschieht) – egal ob in Voll- oder Teilzeit, als Minijob oder gut verdienender Berater – positiv auf die Gesundheit auswirkt, das belegen viele wissenschaftliche Erhebungen. Unter anderem die Langzeitstudien der University of Maryland und des Hadassah Hospitals Mount Scopus in Jerusalem. Sie haben herausgefunden, dass Menschen, die im Alter weiterarbeiten, unter weniger schweren Krankheiten und Behinderungen leiden als Menschen im selben Alter im Ruhestand – und oft auch länger leben. Konkret hat der US-Forscher Chenkai Wo von der Oregon State University herausgefunden, dass jedes Jahr, das wir später in Rente gingen, das Sterberisiko um elf Prozent senken würde. Wo hat zu diesem Zweck Lebensläufe von knapp 3000 älteren Amerikanern ausgewertet.[45] Schließlich treibt uns Menschen, egal, wie alt wir sind, eine Aufgabe an, die uns Spaß macht und Sinn gibt. Unabhängig davon, ob das ein neuer Job, ein Hobby oder ein Ehrenamt ist. Selbst demenziell Erkrankte könnten darüber wieder mehr Lebensfreude finden, ist sich der Pflegedienstbetreiber Kaspar Pfister sicher. Er setzt aus diesem Grund in seinen Einrichtungen vor allem auf Hausgemeinschaften, in denen jeder eine Aufgabe in der Gemeinschaft übernehmen muss. Etwa den Tisch decken, saugen, die Wäsche zusammenlegen, Gemüse putzen oder den Rasen mähen. Denn, so seine Erklärung: »Sich auszuprobieren, stolz auf sich zu sein, etwas ganz besonders gut hinbekommen zu haben und Anerkennung dafür zu erhalten – dieses Bedürfnis nach Sinn und Lebensfreude ist zutiefst menschlich und nimmt im Alter nicht ab. Zeigt es uns doch, dass wir wertvoll sind.« Dadurch würden wir uns gebraucht und als Teil der Gemeinschaft fühlen, so Pfister in seinem Buch »Wer gebraucht wird, lebt länger«[46]. Diese Sinnhaftigkeit lasse alte Menschen aufblühen und über sich hinauswachsen, sie gäbe ihnen Halt, ein gutes Selbstwertgefühl und steigere ihre Vitalität. Das führe dazu, dass Menschen länger leben und 14 Prozent seiner Bewohner (von denen zwei Drittel demenziell erkrankt sind) im Pflegegrad zurückgestuft würden, so Pfister.

Wie viel grundsätzlich möglich ist, zeigen auch berühmte Vorbilder. Sie können uns als Inspiration dienen.

Inspirierende Vorbilder

Allen voran gibt es in diesem Zusammenhang jede Menge Künstler, Denker und Kreative, die oftmals erst in späten Jahren ihre Gabe entdeckt haben; denken Sie nur an die Expressionistin Maria Lassnig, die mit 60 ihren Durchbruch hatte, oder Anna Mary Robertson, genannt Grandma Moses, die jenseits ihres 75. Geburtstags zu malen begann. Auch Politiker kommen meist in späten, reifen Jahren zum Zug, während viele Unternehmer, die aus Leidenschaft ihre Firma lenken, vor allem Mittelständler und Freiberufler sich oftmals auch mit 80 Jahren nicht vorstellen können, von ihrer Aufgabe zu lassen. So gibt es von der Erfinderin der Schönheitsfarm Gertraud Gruber die schöne Anekdote, dass sie an ihrem 90. Geburtstag verkündete, künftig kürzer zu treten. Das heißt, sie käme jetzt erst um 9 Uhr ins Büro und gehe schon um 17 Uhr. Während die amerikanische Unternehmerin und Designerin Iris Apfel mit 90 noch mal richtig durchstartete. Etwa indem sie Accessoires auf einem Shopping-Kanal verkauft, mit Modeling begann und eine Gastprofessur an der Universität von Austin übernahm. Heute ist Apfel 98 Jahre alt und gilt als älteste Stilikone der Welt. Ihr Erfolgsgeheimnis? »Ich wollte nie ein alter Griesgram werden; ich halte den selbst proklamierten Weltrekord für den ›ältesten lebenden Teenager der Welt‹ – und dabei möchte ich es belassen.«[47] Und, so zitiert sie einen Freund der Familie: »Wenn du jung bleiben willst, musst du jung denken.« Und dich mit Arbeit fordern, da das die grauen Zellen auf Trab hält – so ihre Devise –, denn das Alter sei nur eine Zahl.

Unvergesslich ist für mich eine Begegnung mit dem ehemaligen Börsen-Guru André Kostolany, den wohl nur noch die älteren unter den Lesern kennen. Für mich war es vor vielen Jahren der erste große Auftritt als Redner anlässlich des Deutschen Management Kongresses in München. Ich war sozusagen die »Vorgruppe« von Kostolany. Er selbst war damals bereits über 90 Jahre alt und begeisterte das Publikum mit seinem phänomenalen Vortrag. In mir entstand sofort das Bild: Das möchte ich mit 90 Jahren auch noch können! Also versuchte ich mehr über sein langes Leben in geistiger Frische herauszubekommen. Er erzählte mir viel über sein Leben, dass er im Krieg beispielsweise immer schon Tabak- gegen Essensrationen getauscht habe. Er habe also nie geraucht. Später, sobald es die Nachkriegsjahre zuließen, habe er immer sehr gut und eiweißreich gegessen. (Merke: Gedächtnis ist »geronnenes« Eiweiß.) Den Vogel hat es mir aber rausgehauen, als er erzählte, wie er sich geistig jung hält. Er sagte: »Ich umgebe mich gerne mit jungen Menschen! Es ist wie verhext. Bis 50 dreht sich immer alles um den Sex, danach nur noch um den Stuhlgang!« Er wollte sich also nicht von den Wehwehchen seiner Altersgenossen anstecken lassen, sondern lieber von der inneren Begeisterung junger Menschen.

Diese Einstellung kann der deutsche Neurowissenschaftler Gerald Hüther nur begrüßen. Er ist der festen Überzeugung: »Der Mensch kann nur überleben, indem er sich selbst weiterentwickelt. Jeder, der stehen bleibt, der nichts mehr lernt, jeder, der keine Lust mehr hat, irgendwas zu gestalten und zu entdecken, ist im Prinzip scheintot«, so der Hirnforscher Gerald Hüther[48]. Kein Wunder also, dass das Phänomen der »Late Bloomer«, welches der amerikanische Autor Rich Karlgaard in seinem gleichnamigen Buch beschreibt, an Bedeutung gewinnt. Dabei geht es darum, dass Menschen Spätzünder sein können, die erst in späten Jahren ihre wahre Bestimmung finden. Ein Spätblüher ist demnach eine Person, »die ihr Potenzial später als erwartet erfüllt«, so Dean Keith Simonton, emeritierter Professor von der University of California.[49] Folglich würden Menschen, die sich in späteren Jahren für ein Studium entscheiden, auch gezielter, überlegter und gewiefter an die Sache herangehen und: Wirft man einen Blick auf die Firmengründungen, haben laut KfW-Gründungsmonitor circa zehn Prozent der Gründer ihren 55. Geburtstag bereits hinter sich, während 20 Prozent zwischen 45 und 54 Jahre alt sind. Das heißt, wir haben viele Möglichkeiten, wenn wir offen dafür sind.

Coole Granfluencer

Wie weit Late Blooming gehen kann, zeigen auch sogenannte Granfluencer, eine neue Erscheinung in der Social-Media-Szene. Granfluencer sind betagte Damen und Herren, die sich sagten: Mit 66 Jahren geht's erst richtig los, und zwar online mit einer eigenen Community. Sie haben Tausende Follower und vertreiben sich und anderen die Zeit, indem sie Outfits vorstellen, motorische Tricks oder die neuesten Computerspiele wie etwa www.senioren-zocken.de. Dahinter verbergen sich vier rüstige Senioren – Evelyn, Georg, Uschi und Peter –, die auf Youtube, Twitter oder Instagram die neuesten Computerspiele ausprobieren und vorstellen. Während die Taiwanesen Hsu Sho-Er (84) und Chang Wan-Ji (83) ausschließlich Instagram nutzen.

Dort posten die beiden Waschsalonbesitzer unter @wantshowasyoung Outfits aus liegen gebliebenen Sachen.
Der 74-jährige Mainzer Alojz Abram gibt sich gleich als »Hypebeast«, wie ich von meinen Kindern weiß. Das ist jemand, der immer in den coolsten und neuesten Klamotten unterwegs ist. Seine Enkel fotografieren ihn in den jeweiligen Outfits etwa mit angesagten Sneakern, Kapuzenpulli und Jeans ... zu sehen unter @jaadiee.
Der »älteste Hipster Berlins« Günther Krabbenhöft (75) tanzt sich als Stilikone mit Weste, Fliege und Melone durch die Berliner Szene-Clubs. Er verbreitet gute Laune und zeigt, was so alles an Clubbing jenseits der 70 möglich ist. Zu finden unter @g.krabbenhoft.
Der US-Amerikaner Ross Smith postet unter @rosssmith die motorischen Geschicklichkeiten seiner 94-jährigen Oma, genannt »Grandma«. Etwa, wie diese einen Bottle-Flip mit einer Plastikflasche macht. Das heißt, die Flasche so wirft, dass sie auf dem Boden zum Stehen kommt. Welche Gadgets sie im Internet bestellt und welche Tricks sie mit Tennisbällen beherrscht.
Und der etwas mollige Brite David Cyril (87) zeigt, wie er versucht abzunehmen, obwohl er eigentlich so gerne genießt: @davidcyril_sw.[50]

All diese animierenden Silver Surfer zeigen, wie bunt Alter sein kann. Wer es dennoch von der negativen Seite aus betrachtet, indem er es mit schwindenden Kräften gleichsetzt oder glaubt, die Zeit für Hängematte und Ruhe sei jetzt angebrochen, hält sich davon ab, seine Chancen zu nutzen. Schließlich kann unser Gehirn viel mehr leisten, als wir denken, und indem wir unser Oberstübchen kreativ wie kognitiv fordern, können wir die grauen Zellen glühen lassen und Demenz die Rote Karte zeigen.

Als gutes Vorsorgemittel eignet sich auch Psychohygiene. Sie können das Quartett aus Optimismus, Selbstwirksamkeit, Sinn und Lebensfreude auch als Wellbeing oder Wohlbefinden bezeichnen. Es hilft, demenzielle Erkrankungen in seine Schranken zu weisen.

Wohlbefinden mit Optimismus, Selbstwirksamkeit, Sinn und Lebensfreude

Ja, hier geht es vor allem um Optimismus, um Selbstwirksamkeit, Sinn und Lebensfreude. Und darum, wie stark ein positiver Blick auf die Welt und das eigene Leben Demenz abwehren kann. Dass hier tatsächlich ein Zusammenhang besteht, zeigen verschiedene Erhebungen. Eine eher ablehnende Haltung gegenüber dem Altern etwa scheint zu einem gesteigerten Stresslevel zu führen. Das wiederum begünstigt die Entwicklung einer Demenz. Ebenso erhöht ein negativer Blick auf das eigene Leben die Alzheimer-Biomarker, und das bedeutet im Umkehrschluss, dass ein optimistischer Umgang mit dem Älterwerden vor einer beginnenden Demenz schützt. Zu dieser Erkenntnis kam ein Forscherteam um Becca Levy, Psychologieprofessorin an der Yale-University und Epidemiologin an der Yale School of Public Health. In ihre Studie ließ sie Daten von 4765 Teilnehmern der US-amerikanischen Health and Retirement Study einfließen. Diese waren zum Zeitpunkt der Erhebung geistig fit und im Durchschnitt 72 Jahre alt. Das Ergebnis: Im Vergleich zu den pessimistischen Zeitgenossen wiesen Personen, die das Älterwerden optimistisch sahen, eine um knapp 44 Prozent geringere Wahrscheinlichkeit auf, während der vierjährigen Studie an Alzheimer zu erkranken. Unter den ApoEε4-Trägern, das als Risiko-Gen angesehen wird, fiel die Quote, an Demenz zu erkranken, um fast 50 Prozent geringer aus. Das ließ Levy vermuten, dass eine entspanntere Einstellung gegenüber dem Alter weniger emotionalen Stress bedeute. Folglich wirke sich Optimismus epigenetisch auf die Ausprägung von Honig im Kopf aus, so die Expertin.[51]

Doch nicht nur, ob wir positiv oder negativ über das Alter denken, auch welche Färbung unsere Gedanken haben – ob hell und freundlich oder grau und trist –, hat einen Einfluss auf die Prozesse in unserem Gehirn. So würde etwa häufiges negatives Nachsinnen das Risiko, an Alzheimer zu erkranken, steigern. Zu diesem Ergebnis kam eine Studie des University College London unter der Führung von Natalie Marchant. Die Forscherin hatte zwei Jahre lang 360 Menschen im Alter von mindestens 55 Jahren untersucht und ihnen die Frage gestellt, wie sie über negative Erfahrungen dachten. Der Fokus lag auf der Intensität und Länge, also auf dem längeren Grübeln und Sich-Sorgen-Machen. Zusätzlich wurden die Probanden auf Depressionen und Angstsymptome getestet. Die Auswertung zeigte, dass häufiges negatives Grübeln ein Stressfaktor sein und zudem Bluthochdruck auslösen kann. Was wiederum zu Ablagerungen der Proteine Tau und Amyloid im Gehirn führe, die Demenz verursachen. Allerdings nur, wenn es sich um eher chronisch negative Grübeleien um ein Thema handelte. Diese mentalen Negativ-Schleifen können gefährlich werden. Daher raten die Wissenschaftler präventiv zu stressreduzierenden Praktiken wie Meditation oder Achtsamkeitstraining (mehr dazu Seite 118).

Selbsttest zum »inneren Dialog«

Um herauszufinden, was Sie so den lieben langen Tag denken und welche Färbung dieser innere Dialog hat, lade ich Sie zu folgender kleiner Übung ein: Notieren Sie einen Tag lang, was Ihnen so alles durch den Kopf geht. Und überlegen Sie, welche dieser Gedankenkohorten immer wieder auftreten und wie lange schon. Sie werden erstaunt sein! Denn laut Wissenschaft denken wir zu 80 Prozent immer wieder das Gleiche. Daher ist es so wichtig, sich dessen klar zu werden. Und: Wenn es negative Gedanken

sind – was ein Großteil von Ihnen bestätigen wird (da nehme ich mich nicht aus) –, gilt es, diese abzulegen. Das ist einfacher gesagt als getan, ich weiß. Einen schnellen Tipp aber gibt es: Immer dann, wenn Sie feststellen, dass Sie ins Grübeln kommen, versuchen Sie sich abzulenken. Indem Sie sich fragen: Was ist mein nächster Gedanke? Wo verbringe ich meinen nächsten Urlaub? Denn was passiert dadurch? Sie schalten mental in eine andere Denkspur um und kommen weg von Ihrem negativen inneren Dialog.
Übrigens: Wer mehr als ein halbes Jahr traurig ist wegen Scheidung, Krankheit ..., braucht erst alle Reserven auf: Die Gehirnsynapsen, die sich normalerweise erneuern können, sind zerstört. Ich möchte Sie hier nicht ängstigen, sondern Ihnen deutlich machen, wie wichtig es ist, negative Gedanken über Bord zu werfen und positiv nach vorne zu schauen. Das ist nicht immer leicht, keine Frage. Aber Sie sollten es Tag für Tag versuchen, schließlich sind Sie Chef oder Chefin im Kopf und nicht umgekehrt!

Doch nicht nur aus den Gedanken, die wir selbst täglich denken, kann Stress und das Risiko einer Demenz-Erkrankung entstehen. Auch schlechte Laune von anderen färbt auf uns ab.

Schlechte Laune setzt dem Gehirn zu

Wer umgeben von Miesepetern ist, die das Glas aus der Halb-leer-Perspektive betrachten und sich selbst als Opfer der Umstände sehen, die gerne unken, meckern und mosern, läuft Gefahr, diese Haltung ebenfalls anzunehmen. Andersherum gilt: Wer sich mit optimistischen, entspannten Menschen umgibt, ist in der Regel ausgeglichener und weniger pessimistisch. Mit den gesundheitlichen Auswirkungen »schlechter« Gesellschaft haben sich US-amerikanische Wissenschaftler der Michigan State University und der

Harvard T. H. Chan School of Public Health in Boston, Massachusetts, beschäftigt. Ihre Erkenntnisse sind erstaunlich. Auf Grundlange der Health and Retirement Study, zu der 4500 Paare über 50 Jahre befragt wurden, ziehen sie den Schluss, dass ein optimistischer Partner eine gesunde Lebensweise mit ausgewogener Ernährung und häufiger Aktivität unterstütze. Zusätzlich soll die positive Einstellung des anderen sogar Risikofaktoren, die demenzielle Erkrankungen begünstigen, verringern können. So hatten Menschen, die ihren Partner als positiv einstuften, ein besseres Erinnerungsvermögen als diejenigen, die ihren Partner als pessimistisch betrachteten. Ein pessimistischer, launenhafter Begleiter scheint ein negativer Stressor. Mehr noch, Angriffe und Abwertungen durch ihn werden vom anderen, der sich oftmals als Opfer solcher Angriffe versteht, als Schmerz empfunden. Im Gehirn würden – so Experten – durch Abwertung, oder wenn sich das Gegenüber als Objekt empfinde, die gleichen Regionen aktiviert wie bei Schmerz. Wissenschaftler wie der Neurologe Gerald Hüther meinen darum: Es ist wichtig, dass Menschen sich als Subjekt behandelt fühlten. Das heißt, dass sie sich gesehen und wertgeschätzt fühlten. So würden sie, vertritt Hüther die These, ein sogenanntes Kohärenzgefühl erleben und könnten ihre Gehirnkapazität sozusagen regenerieren und besser nutzen. Um ein solches Gefühl zu erleben, müssten verschiedene Komponenten gegeben sein: Am wichtigsten ist, dass sich Menschen nicht als Objekt behandelt fühlten und nichts gestalten könnten. Davon nämlich gehe die größte Inkohärenz aus. Das sei, so Hüther, nichts anderes als Irritationen, wenn wir etwas hören, sehen oder denken, das uns irritiert. Das kann damit zusammenhängen, dass wir uns unfair behandelt fühlen, uns ein Gedanke Stress bereitet oder uns die ablehnende Mimik des anderen nicht gefällt. Das betrifft nicht nur die Paarbeziehung, sondern Beziehungen jeglicher Art. Auch mit anderen Familienmitgliedern, mit Mitarbeitern, Kollegen, Chefs, Nachbarn – unserem kompletten Umfeld. Allerdings treffen uns Äußerungen und Handlungen unserer Liebsten am stärksten. Weil sie uns so nahkommen wie niemand sonst und damit auch alten Verletzungen. Denn der Grundstock dafür, dass wir uns als Objekt behandelt fühlen, wird meist in der Kindheit gelegt. Dort erfahren wir durch die Prägung durch unsere Eltern, Großeltern, Geschwister, Erzieher und Lehrer, ob auf unsere Fehler oder auf unsere Stärken geblickt wurde, ob wir ermuntert wurden, Stärken zu verstärken, bzw. ob wir für Fehler gerügt wurden. Ob wir uns als eigenständiges Subjekt oder eher als defizitäres Objekt wahrgenommen fanden, dem man nicht vertraute, überhaupt etwas zuwege zu bringen.

Sich als Objekt zu erleben, binde sehr viel Energie und löse Stress aus und könne nur verändert werden, indem wir andere Erfahrungen sammeln. Etwa indem wir unserem Partner liebevoll erklären, wie seine Laune auf uns wirkt und ihn oder sie überhaupt damit konfrontieren. Je mehr Fortschritte wir damit erzielen und je mehr positive Erfahrungen wir nach und nach machen, umso stärker würde der Glaube an uns, an unsere Beziehung oder was auch immer wir versuchen zu verändern.

Denn: »Unser Gehirn ist nicht durch genetische Anlagen programmiert, sondern zeitlebens umbaufähig, also lernfähig«, sagt Hüther und findet das »eine atemberaubende Erkenntnis«.[52] Um diese Plastizität zu nutzen und mit anderen co-kreativ zu arbeiten, ist es wichtig, dass wir eine gute Beziehung zu uns selbst besitzen, so Neurologe Hüther. Nur dann können wir anderen authentisch, zugewandt, wertschätzend und offen begegnen. Nur dann sei es uns möglich, vorbehaltlos, ohne innere Zerrissenheit, ohne Angst und Selbstzweifel auf andere zuzugehen. Das bedeutet: Veränderung beginnt zuerst einmal bei jedem Einzelnen von uns. Und wussten Sie, dass es eine Liebes-Formel gibt? Um seine Beziehung als bereichernd zu erleben, sollten laut Vertretern der Positiven Psychologie auf ein schlechtes Gefühl sechs positive, sprich gute Gefühle folgen. Allerdings herrscht in einer Durchschnittsbeziehung lediglich der Faktor 2:1 vor, und den gilt es grundsätzlich anzuheben![53]

Das Kohärenzgefühl steigern

Doch nicht nur eine gute Beziehung, in der sich keiner als Objekt des anderen empfindet, steigert das Kohärenzgefühl – das Wohlbefinden innerhalb unseres Körpers –, sondern auch, dass wir verstehen, wie die Welt um uns herum tickt und dass uns unsere Umgebung, in der wir leben, sinnhaft erscheint und wir Dinge gestalten können. Das Ganze nennt sich auch Selbstwirksamkeit und bedeutet, dass wir unser kreatives Potenzial ausschöpfen. Ob es darum geht, eine neue Kommunikationsform in unserer Beziehung einzuüben, eine Gebrauchsanweisung zu lesen und daraufhin ein Gerät instand setzen zu können, oder die Freiheit besitzen zu sagen: »Heute bleibe ich im Bett, weil ich mich krank fühle, und gehe erst morgen wieder in die Firma.« Dass wir etwas entscheiden, indem wir Lösungen finden und durch das Ergebnis sehen, dass wir damit richtiglagen, sprich, dass wir damit Erfolg haben. Etwa, dass wir unsere Krankheit schneller auskurieren, als wenn wir pflichtbewusst zur Arbeit gehen, die Krankheit verschleppen oder womöglich noch andere anstecken. Dass das Radio hinterher auch läuft oder sich die Kommunikation in unserer Beziehung verbessert. Jedes einzelne Erfolgserlebnis, das wir aufgrund unserer Selbstwirksamkeit empfinden – richtig entschieden und gehandelt zu haben –, ist ein zutiefst erfüllendes Gefühl. Denn wir sehen nicht nur den Erfolg und werden vielleicht von anderen dafür gelobt, sondern auch unser Körper belohnt uns. Er schüttet Endorphine aus, Glückshormone. Damit möchte er uns anleiten, das zu wiederholen, weil er es als sinnvolles Verhalten empfindet. Ähnliches geschieht, wenn wir uns bewegen, dann spüren wir diese chemische Belohnung auch. Oder wenn wir etwas Gesundes essen und auch dann, wenn wir etwas gestalten können oder uns etwas besonders gut gelingt. Deswegen ist es so wichtig, eine Aufgabe zu haben, egal, wie alt man ist. Das muss kein Job sein oder eine komplexe Herausforderung. Das können auch Freizeittätigkeiten wie Basteln, Handarbeiten, Gesellschaftsspiele etc. sein, auch sie wirken sich positiv auf unser Oberstübchen aus. Dass dem so ist, hat ein

Team um Janina Krell-Roesch von der Mayo Clinic in Scottsdale, Arizona, untersucht. Sie werteten Daten von 2213 Senioren der »Mayo Clinic Study of Aging« (MCSA) aus, die zu Beginn der Studie kognitiv unbeeinträchtigt waren. Alle 15 Monate füllten die Teilnehmer einen Fragebogen zu ihren Freizeittätigkeiten aus und absolvierten neurologische Tests, um festzustellen, ob vielleicht schon eine »leichte kognitive Störung« (Mild Cognitive Impairment, MCI) vorlag. Diese gilt als Risikofaktor für die Entwicklung einer Demenz. Dazu untersuchten die Forscher Gedächtnisleistung, Sprachvermögen, räumlich-visuelles Vorstellungsvermögen und Exekutivfunktionen. Nach vier Jahren lagen die Ergebnisse für 1929 Teilnehmer vor, die zu Studienbeginn im Durchschnitt 77 Jahre alt waren. Davon hatten 456 eine MCI entwickelt. Unter Berücksichtigung potenzieller Einflussfaktoren wie Alter, Geschlecht und Bildungsgrad sahen die Forscher folgende Aspekte als hilfreich an, um das Demenz-Risiko zu reduzieren: Wer oft, das heißt mindestens ein- bis zweimal pro Woche, Spiele spielte, senkte sein MCI-Risiko im Beobachtungszeitraum um 22 Prozent; bei gesellschaftlich aktiven Teilnehmern betrug die Reduktion 23 Prozent, bei handwerklich Tätigen lag sie bei 28 Prozent. Interessanterweise war das Risiko bei regelmäßiger »Arbeit« am Computer gar um 30 Prozent geringer, beim Buchlesen lag die Reduktion der MCI-Gefahr bei nur 17 Prozent. Warum der Computer so gut abschnitt, konnten die Forscher nicht erklären. Unklar blieb auch, wie die Teilnehmer das Tor zum World Wide Web nutzten.[54]

Jeder braucht eine Aufgabe

Wir alle brauchen Anerkennung. Das ist keine Frage des Alters, sondern ein grundlegendes, menschliches Bedürfnis. Warum sonst treten Menschen ins Rampenlicht, steigen auf Sechstausender, segeln um die Welt oder laufen Marathon? Weil uns das Gefühl, etwas geschafft zu haben, glücklich macht. Egal, ob es Marathon laufen, einen Knopf annähen oder Mensch ärgere dich nicht spielen ist. Wir alle sehnen uns nach Erfolgserlebnissen, ob die Aufgabe groß oder klein ist, wir zehn oder 100 Jahre alt sind. »Allerdings wird alten Menschen der Wunsch nach Anerkennung und Erfolgserlebnissen von der Gesellschaft eher aberkannt und als unbedeutend angesehen«, sagt Altenheim-Betreiber Kaspar Pfister. Und weiter: »Doch wenn ich in meinen Einrichtungen unterwegs bin, spüre ich immer wieder, wie wichtig es unseren Senioren ist, etwas gut zu machen, etwas zu können und dafür Anerkennung zu erhalten. Egal, ob das nun bügeln, Wäsche zusammenlegen, den Tisch decken oder Unkraut jäten ist.« Seine Erklärung: Diese »vermeintlichen Kleinigkeiten« zu bewältigen würde sie auch im Alter spüren lassen: »Ich kann etwas, ich bin in etwas gut.« Schließlich hätte man irgendwann genug von Sprüchen wie: »Lass das lieber«, »Du bist alt, du musst dich schonen«, »Lass mich machen«. Nein. Wir brauchen Herausforderungen – jeder von uns, egal, wie alt er ist! Natürlich läuft nicht alles glatt, und man muss auch Niederlagen einstecken, wenn Dinge mal nicht so klappen. Aber dann probiert man es eben ein weiteres Mal. Gelingt es dann, ist der Stolz auf sich umso größer und auch die Anerkennung der anderen. Das beflügelt ungemein, ist wie Salz in der Suppe des Lebens und macht das Leben sinnvoll, wenn wir einen Beitrag leisten können für die Gemeinschaft, in der wir leben. Zusätzlich spiegelt uns die Gruppe und unser Körper das mit positivem Feedback zurück. Das lässt uns Glück und Freude erleben. Es ist ein Beitrag zur Lebensfreude.

Lebensfreude spüren wir, wenn wir etwas gut hinbekommen haben, wir uns an der Umgebung erfreuen, indem wir positiv in die Welt blicken und wenn andere uns auf Augenhöhe und als Subjekt behandeln. Selbst für demenziell Erkrankte ist das so. Denn sie sind alles andere als Menschen, die nur noch in »ihrer eigenen Welt leben« – wie manche schnell von ihnen denken. Auch sie haben Gefühle, wollen wahrgenommen werden und sich als Teil der Gemeinschaft und nicht ausgeschlossen fühlen (mehr im dritten Kapitel dieses Buchs). Schließlich ist es ein Grundbedürfnis von uns sozialen

Wesen: Wir wollen einen Beitrag für die Gesellschaft leisten und darüber Anerkennung vor uns selbst und von anderen erfahren. Soziale Anerkennung und soziale Kontakte – und damit kommen wir zu einem weiteren Punkt – verbessern unser Wohlbefinden und helfen, Demenz abzuwehren. Das bestätigen viele Studien, allen voran die sogenannte Nonnenstudie, über die Sie zu Beginn dieses Kapitels gelesen haben. Also lassen Sie uns die »Demenz-Bremse soziale Kontakte« etwas näher betrachten!

Demenz-Bremse soziale Kontakte

Soziale Kontakte sorgen dafür, dass wir uns eingebunden fühlen und nicht aufgrund von Einsamkeitsgefühlen Schmerz und Stress empfinden, wie ich bereits im ersten Kapitel ausgeführt habe. Auch ist bekannt, dass, wer an sozialer Isolation leidet, ein 40 Prozent höheres Risiko trägt, an Demenz zu erkranken, aber auch an Herzproblemen. Folglich betont der WHO-Generaldirektor Dr. Tedros Adhanom Ghebreyesus: »Was für unser Herz gut ist, ist auch für unser Gehirn gut«, und stützt sich bei seiner Aussage auf wissenschaftliche Erkenntnisse, die belegen, dass wir mit entsprechenden Maßnahmen unser Demenz-Risiko senken können. Konkret bedeutet das Folgendes – wie wir schon besprochen haben, doch Wiederholung schärft das Einprägen:

- sich ausgewogen zu ernähren,
- auf sein Gewicht zu achten,
- nicht zu rauchen,
- den Alkohol im Blick zu haben,
- einen gesunden Blutdruck, einen normalen Cholesterin- und Blutzuckerspiegel anzustreben,
- sich regelmäßig zu bewegen,
- sein Gehirn zu benutzen *und*
- soziale Kontakte zu pflegen.

Soziale Kontakte aktivieren uns ähnlich wie geistige und körperliche Bewegung. Nur auf einer anderen Ebene. Sie sind ein wichtiger Pfeiler, um demenziellen Erkrankungen vorzubauen und damit grundsätzlich Gesundheit zu stärken. Wer das erkennt und umsetzt, kann viel bewirken. Er wird damit seinem steinzeitlichen Erbe gerecht. Schließlich waren wir nicht nur Jäger und Sammler, die auf der Suche nach Nahrung bis zu 30 Kilometer am Tag zurücklegten und erfinderisch sein mussten, sondern wir lebten auch in kleinen Gemeinschaften. Dieses kulturelle Erbe ist trotz Fortschritt und Moderne immer noch in uns wirksam: Wir sind soziale Wesen und haben das Bedürfnis nach Verbundenheit mit anderen. Diese herzustellen gelingt uns vor allem durch Kommunikation.

Kommunikation, Mimik und Gestik lassen uns in Kontakt mit anderen treten und darüber entscheidet sich, ob wir uns mögen oder nicht. Es ist die Basis, um Vertrauen und Verbundenheit aufzubauen. Wir fühlen uns dann integriert, als Teil einer Gemeinschaft und dadurch wohl in unserer Haut. Denn wer einsam sei, so der Gehirnforscher Manfred Spitzer, würde häufiger als andere Menschen beispielsweise an einer Demenz, an Depressionen oder an Krebs erkranken bzw. einen Herzinfarkt oder Schlaganfall erleiden, ich hatte das schon erwähnt.[55] Denn wir brauchen die Gemeinschaft, den Austausch und das Miteinander, das Lachen ebenso wie die gemeinsamen Konflikte. An ihnen wachsen wir. Konflikte fordern uns kognitiv, indem wir – nachdem wir uns abgeregt und gedanklich oder verbal Dampf abgelassen haben – Lösungen finden. Daher: Treffen Sie sich mit Freunden, Familie und netten Bekannten. Plaudern, debattieren und streiten Sie: Wer sich austauscht, angeregt unterhält und sich dadurch auch mit neuen Dingen auseinandersetzt bzw. Lösungen in verzwickten Situationen findet, fördert gleichzeitig seine Gehirntätigkeit. Das fällt älteren Menschen nicht immer leicht, weil sie Freunde und wichtige Bezugspersonen durch Tod oder Umzüge im Laufe des Lebens verloren haben. Auch körperliche Gebrechen schränken sie ein und wirken sich auf ihren Bewegungsradius aus, gleichzeitig schüren sie ihre mentale Ich-bin-alt-und-müde-Spirale. Doch auch hier gilt der starke Appell: Raus aus dieser Spirale und rein ins Leben! Denn wer sich im Alter immer mehr zurückzieht und unter sozialer Isolation leidet, hat ein erhöhtes Risiko, an Alzheimer zu erkranken. Allerdings: Hier ist die subjektive Einschätzung dessen wichtig, ob man sich einsam fühlt oder ein Mensch ist, der gerne mit sich alleine ist. Doch sollten auch die, die gerne mit sich alleine sind, sich aktivieren und auf andere zugehen. Denn jedes Gespräch, und sei es noch so kurz, etwa mit der Nachbarin über das Wetter oder der Frage, wie es gehe, mit dem Bäcker über ein neues Angebot oder gegenüber der Sprechstundenhilfe, dass man im Stau gestanden habe, hilft, sich aktiver und eingebundener zu fühlen. Diesen kleinen Herausforderungen sollte man sich immer wieder stellen, auch wenn man gerne mit sich alleine ist und keine Probleme mit Einsamkeitsgefühlen hat. Außerdem sollte man auch neuen Bekanntschaften offen gegenüber sein. Das lässt sich am einfachsten im eigenen Haus üben: Ziehen neue Nachbarn ein, ein kurzes freundschaftliches Gespräch suchen oder sich am Wochenende auch mal fehlende Lebensmittel borgen, statt ihnen nur im Treppenhaus zuzunicken und ohne Interesse am neuen Gesicht und Kontakt weiterzugehen. Natürlich mögen introvertierte Zeitgenossen an der Stelle sagen: Ich möchte gerne meine Ruhe und in jedem Fall vermeiden, dass ich in Zukunft im Treppenhaus mit dem Neuen oder der Neuen immer Konversation machen muss. Aber das lässt sich dosieren, und grundsätzlich hält eine gewisse Offenheit anderen – auch Jüngeren gegenüber – beweglich. Man findet mit dieser Haltung leichter Kontakt und fühlt sich eingebundener. Merke: Einsamkeit ist eine der häufigsten Todesursachen.

Schwerhörigkeit beheben

Doch gibt es, nicht nur was unsere Intro- oder Extroversion anbelangt, Unterschiede, wie sehr wir uns Kontakt wünschen. Oftmals hat es mit den Ohren zu tun. Viele – nicht nur ältere Menschen –

beginnen ab einem bestimmten Alter nicht nur schlechter zu sehen, sondern auch schlechter zu hören. Das ist nicht ungewöhnlich. Stellt sich allerdings Schwerhörigkeit ein, sollten wir hellhörig werden. Denn auch Schwerhörigkeit schürt Demenz. Das gilt selbst für Menschen im fortgeschrittenen mittleren Alter. Wer bereits in diesem Alter schwer hört, läuft leichter Gefahr, demenziell zu erkranken. Für diesen Zusammenhang gäbe es neue Beweise, erklärte Psychiater Robert Perneczky auf dem Demenz-Kongresses »ResDem« in München, bei dem 200 Wissenschaftler aus aller Welt anwesend waren. Perneczky, der das Alzheimer Therapie- und Forschungszentrum des Klinikums der Ludwig-Maximilians-Universität leitet, bezog sich dabei auf eine neue Studie aus Taiwan. Wissenschaftler werteten dafür Gesundheitsakten von 16000 Menschen aus und erkannten, dass vor allem hörbeeinträchtigte 45- bis 64-Jährige im Vergleich zu Gleichaltrigen ohne Hörproblemen ein erhöhtes Risiko haben, an Demenz zu erkranken. Damit sei in der Liste der Risikofaktoren »Schwerhörigkeit im mittleren Lebensalter der wichtigste Faktor«, so Psychiater Perneczky. Diese erstaunliche Erkenntnis eröffne neue Möglichkeiten, effektiv gegen die Erkrankung vorzugehen: »Wir wissen mittlerweile auch, dass der Einsatz von Hörhilfen eine günstige, wirksame Methode ist, um die geistigen Fähigkeiten zu verbessern und eventuell auch das Demenzrisiko zu senken«, so Perneczky.[56] Dass fehlende akustische Reize die Entstehung einer Demenz begünstigen bzw. den Verlauf beschleunigen können, ist der Medizin schon länger bekannt. Nicht aber, dass Schwerhörigkeit bereits in der mittleren Lebenshälfte erkannt und behoben werden sollte, um eine demenzielle Erkrankung zu vermeiden. Denn nicht nur fehlen akustische Signale, Schwerhörige ziehen sich oft auch aus der Gruppe zurück bzw. nehmen an der Kommunikation nur eingeschränkt teil. Auch das kann soziale Isolation und Einsamkeitsgefühle schüren.

Demenz und Einsamkeit bedingen sich gegenseitig

Gefühle von Einsamkeit bedingen Demenz. Umgekehrt verstärken auch Amyloid-Ablagerungen im Gehirn Gefühle von Einsamkeit. Diesen Nachweis erbrachten Wissenschaftler des Brigham and Women's Hospital in Boston. Sie stellten fest, dass Senioren, bei denen trotz normaler Gedächtnisleistung bereits größere Mengen des für Alzheimer typischen Amyloid-Eiweißes im Gehirn erkennbar waren, sich öfter einsam fühlten als Vergleichspersonen ohne Amyloid im Gehirn. Folglich könnte das Gefühl sozialer Isolation darauf hindeuten, dass Gefahr in Verzug ist: »Unsere Ergebnisse zeigen, dass Einsamkeit als neuropsychiatrisches Symptom für das Frühstadium der Alzheimer-Demenz relevant ist«, lassen Nancy Donovan und ihre Bostoner Kollegen im Fachblatt »JAMA Psychiatry« verlautbaren. An ihrer Studie beteiligten sich 79 Männer und Frauen im Alter zwischen 65 und 90 Jahren. Sie alle zeigten keine Anzeichen von Demenz oder einer psychischen Störung. Mithilfe einer speziellen Form der Positronen-Emissions-Tomografie (PET) machten die Mediziner Ansammlungen von Amyloid in der Großhirnrinde der Probanden sichtbar. Größere Ablagerungen dieses Eiweißes sind ein typisches Kennzeichen einer demenziellen Störung. Um herauszufinden, wie einsam sich die jeweiligen Teilnehmer der Studie fühlten, mussten sie einen psychologischen Test beantworten. Auf einer Skala von 3 bis 12 ergab sich für sämtliche Probanden ein Mittelwert von 5,3. Zusätzlich überprüften die Mediziner Anzeichen von Depressionen und Angststörungen und ermittelten Träger des sogenannten ApoE4-Gens. Da auch sie ein erhöhtes Risiko haben, an Alzheimer zu erkranken.

Bei 22 Personen lag eine genetische Vorbelastung durch das ApoE4-Gen vor, bei 25 Teilnehmern fand sich Amyloid im Gehirn, und 15 Probanden litten stark unter Einsamkeit. Dieses Gefühl trat bei den Amyloid-positiven Menschen deutlich häufiger auf als bei den anderen. Die Korrelation war bei Trägern des ApoE4-Gens stärker ausgeprägt. Für Amyloid-positiv-getestete Personen erhöhte sich die Wahrscheinlichkeit, unter Einsamkeit zu leiden, um den Faktor 7,5 im Vergleich zu den Amyloid-negativ-getesteten Senioren. Ob die Ergebnisse generell auf ältere Herrschaften übertragbar sind, muss noch überprüft werden. Übrigens zeichneten sich die Teilnehmer dieser Studie durch einen meist hohen Bildungsstand und eine überdurchschnittlich gute geistige und körperliche Verfassung aus!

Die Erhebung verdeutlicht, dass Einsamkeitsgefühle ein Symptom einer beginnenden Amyloid-Ablagerung sein könnten. Es sei, so die Autoren, auch nicht auszuschließen, dass das Gefühl sozialer Isolation die krankhaften Ablagerungen beschleunigt. Weitere Studien könnten einerseits dazu beitragen, die biochemischen Mechanismen zu verstehen, durch die Einsamkeitserfahrungen entstehen. Andererseits könnten sie helfen, die Alzheimer-Demenz früher zu diagnostizieren und schneller mit entsprechenden Behandlungsformen zu beginnen.[57]

Grundsätzlich ist es wichtig, dass Sie jede der hier beschriebenen Maßnahmen, um Demenz vorzubeugen, gleich wichtig ansehen. Und sich nicht sagen: Ich ernähre mich richtig, rauche nicht und achte auf ausreichend Bewegung, das reicht schon, das ist ein gutes Polster, sodass ich das mit dem sozialen Rückzug beispielsweise als introvertierter Mensch nicht so wichtig nehmen muss. Nein. Denn das ist der Anfang vom Ende: Viele ziehen sich dann mehr und immer noch mehr zurück, und das hemmt sie schließlich in allem: In ihrem Bewegungsradius und in der Regelmäßigkeit, sich zu bewegen, sie werden nachlässig in der geistigen Auseinandersetzung und manövrieren sich immer stärker hinein in einen Kokon. Aus dem kommen sie nicht mehr heraus, sondern sie weben sich immer noch tiefer in ihn hinein. Daher: Wissen Sie um die Gefahr und mobilisieren Sie sich: Gehen Sie raus, mischen Sie sich unter die Leute, sprechen Sie mit anderen, unternehmen Sie etwas. Melden Sie sich zum Beispiel für einen VHS-Kurs an oder gehen Sie dem Hobby, dem Interessengebiet nach, für das Sie früher niemals Zeit fanden.

Vielleicht beginnen Sie als »Late Bloomer« noch mal zu studieren oder starten mit einer neuen Idee, einem Ehrenamt durch. Möglicherweise mit anderen zusammen oder Sie lernen darüber neue Menschen kennen, mit denen Sie sich auch zu anderen Unternehmungen verabreden.

Aus diesem Grund ziehen manche Menschen ab einem bestimmten Alter auch in ein Betreutes Wohnen. Denn dort gibt es in der Regel neben barrierefreien Apartments einen Concierge, der sich um die Belange der Mieter kümmert und Bewohner auch zusammenbringt. Etwa indem er anregt, ob man für Frau Müller nicht die Einkäufe erledigen möchte und sie einen dafür bekocht. Der Concierge weiß auch, wann welche Veranstaltungen im Ort, im Viertel stattfinden, und animiert zum Besuch bzw. verbindet Kulturliebhaber, Musikfreunde oder Fußballbegeisterte.

Okinawa zeigt, dass Geselligkeit fit hält

Okinawa ist eine japanische Inselgruppe im Pazifik. Sie sorgte vor einigen Jahren für Aufheben, weil ihre Einwohner besonders alt wurden und dabei sehr fit blieben. Von der »Insel der Hundertjährigen« oder der »Insel der Unsterblichkeit« war die Rede, und, sah man näher hin, zeichnete die Bewohner Okinawas neben einer abwechslungsreichen, basenreichen Ernährung vor allem Geselligkeit aus. Die betagten Einwohner liebten es, nach Feierabend oder wenn sie keiner Beschäftigung mehr nachgingen, »Gateball« zu spielen. Das ist eine Art japanisches Krocket, bei dem ein Ball mit einem Holzhammer an einem langen Stil durch einen Parcours aus kleinen Toren geschlagen werden muss. Dieses Spiel spielt man nicht alleine, sondern in der Gruppe, und immer mit dabei sind viel Witz, Verschmitztheit und Lebensfreude, wie Beobachter berichten. Ähnlich wie bei Bingo- oder Tanzabenden in unseren Breiten.

Gleichzeitig ist von den Bewohnern Okinawas bekannt, dass sie lebenslange Freundschaften in »Moais« pflegen. Das sind soziale Unterstützungsgruppen, die bereits in der Kindheit entstehen. Fünf

Kinder bilden meist ein Moai. Sie tauschen sich regelmäßig aus und stehen einander wie eine zweite Familie bei – auch bei möglichen finanziellen Problemen.

Dass starke soziale Kontakte sogar lebensverlängernd wirken, fand die amerikanische Psychologin Julianne Holt-Lundstad von der Brigham Young University heraus. Sie untersuchte 148 Studien mit Senioren in westlichen Ländern und kam zu der Erkenntnis: Menschen mit starken sozialen Beziehungen hatten innerhalb eines Beobachtungszeitraums von durchschnittlich 7,5 Jahren eine um 50 Prozent höhere Überlebenswahrscheinlichkeit als Menschen mit schwachen Bindungen. Deshalb ist es so wichtig, dass wir unsere sozialen Kontakte pflegen und ein Netzwerk aufbauen, das uns auch im Alter trägt.

15 Tipps, um Einsamkeit zu vermeiden

1. Farbe bekennen. Gestehen Sie sich ein, dass Sie einsam sind.

2. Handeln Sie! Sehen Sie Ihren Schmerz als Aufforderung zu handeln.

3. Selbstmitgefühl. Entwickeln Sie Mitgefühl für sich selbst: Sie sind in Ordnung! Und vermeiden Sie, sich abzukanzeln.

4. Negative Gedanken entlarven. Behandeln Sie negative Gedanken wie einen Kritiker, dem Sie die Rote Karte zeigen: Oftmals ist Einsamkeit eine Folge negativer Einstellungen sich selbst, anderen, der Welt gegenüber.

5. Leben wie eine Partnerschaft gestalten. Nur wer eine gute Beziehung zu sich selbst besitzt, kann anderen gegenüber authentisch, zugewandt, wertschätzend und offen sein, so Neurologe Hüther.

6. Highlighten Sie Ihr Leben mit angenehmen Zielen, die Sie erst einmal alleine verwirklichen können: ein schönes

Essen, ein Besuch im Kino, ein Picknick im Park ... und entwerfen Sie einen Wochen- und Freizeitplan.

7. Achten Sie auf Ihre Kleidung, auf Ihre Mimik und Körperhaltung. Wie sagte Karl Lagerfeld: »Wer in Jogginghosen herumläuft, hat die Kontrolle über sein Leben verloren.« PS: Zur Kontrolle Ihrer Mimik und Haltung nehmen Sie am besten einmal mit dem Handy ein Video von sich auf, in dem Sie einem Freund zum Geburtstag gratulieren, und spielen das Ganze ab. Das zeigt Ihnen sehr gut, wie Ihre Alltagsmiene aussieht.

Was viele nicht wissen: Die Mimik spiegelt auch untrüglich den inneren Dialog wider. Wer innerlich griesgrämig ist, der ist es außen auch. Mir fällt – wann immer ich in ein griesgrämiges Gesicht schaue – das Zitat des römischen Kaisers Mark Aurel ein: »Auf die Dauer der Zeit nimmt die Seele die Farbe der Gedanken an«. Manchen Menschen sieht man ihre traurige Seele direkt an.

8. Lächeln Sie, sooft Sie können. Das tut Ihnen nicht nur gut, sondern macht Sie auch attraktiver. Und versuchen Sie die Dinge mit Humor zu nehmen.

9. Sehen Sie das Leben als Herausforderung an, an der es zu wachsen gilt.

10. Blickkontakt. Nehmen Sie täglich mit fünf Menschen Blickkontakt auf und signalisieren Sie die Bereitschaft, offen für Kommunikation zu sein. Bzw. machen Sie eine kleine Bemerkung zum Wetter oder lächeln Sie. Das sind oftmals große Türöffner.

11. Hören Sie anderen zu, statt verkrampft zu versuchen, besonders interessant und versiert für Ihr Gegenüber zu sein. Und seien Sie sich nicht zu fein für Small Talk.

12. Öffnen Sie sich. Denn neben einer Beziehung zu sich selbst ist Selbstöffnung der Schlüssel zu mehr Verbundenheit.

13. Bleiben Sie in Kontakt mit anderen. Das ist Arbeit und eine Entscheidung, diese nicht zu sehr zu idealisieren und von ihnen Perfektsein zu erwarten. Wie Sie, sind auch die anderen nur Menschen, und wir alle machen Fehler. Das lässt uns voneinander lernen.

14. Seien Sie liebevoll ehrlich. Das schafft ein starkes Band, selbst wenn manche Wahrheiten Ihr Gegenüber erst mal verletzen.

15. Einsamkeit als Chance. Sehen Sie Einsamkeit nicht als Schwäche an, sondern als Sehnsucht nach zwischenmenschlicher Intimität. Um dazu etwas beizutragen, hatte Captain Tom Moore, der britische Kriegsveteran und Rekordspendensammler, einen eignen Podcast gestartet. Auf diese Weise wollte Moore, der immerhin stolze 100 Jahre alt wurde, seine Zuhörer dazu ermutigen, mehr Gespräche mit älteren Menschen zu führen und so die soziale Isolation zu durchbrechen. Moore hatte 99-jährig mit einem Spendenlauf mit seinem Rollator in der Corona-Krise knapp 33 Millionen Pfund (etwa 36 Millionen Euro) Spendengelder eingesammelt. Das Geld spendete er dem staatlichen Gesundheitsdienst NHS. Anschließend wurde er von der Queen zum Ritter geschlagen.

Die Wohnsituation Kontakten und Bedürfnissen anpassen

Damit es möglich ist, sich mit alten Freunden, Familienmitgliedern etc. regelmäßig zu treffen und lieben Gewohnheiten nachzugehen wie einem Ehrenamt, dem Sprachkurs oder dem Bridge-Abend, ist es wichtig, sich auch Gedanken über sein Wohnumfeld im Alter zu machen. Viele verschließen vor diesem Thema die Augen, weil sie sich scheuen, an das Alter zu denken und daran, dass sie vielleicht mal nicht mehr so gut zu Fuß sind. Selbst wenn sie generell positiv über ihren Lebensabend denken. Doch sollte sich jeder frühzeitig mit dieser möglichen Konsequenz beschäftigen, um zu gewährleisten, dass er bzw. sie auch mit Einschränkungen ein lebenswertes Leben führen kann, das seinen oder ihren Bedürfnissen gerecht wird.

Macht es der Job notwendig, wechseln viele in jungen Jahren den Wohnsitz oder gehen gar ein paar Jahre ins Ausland. Kommen Kinder, ziehen sie oftmals aufs Land. Wir leben unsere Bedürfnisse und passen unsere Wohnform diesen an. Im Alter halten wir es dann umgekehrt: Wir passen uns den Umständen an. Das heißt, bereitet uns das Treppensteigen aufgrund von Hüft- und Knieschmerzen Probleme und fühlen wir uns wackelig, ziehen sich viele von uns immer mehr zurück, statt sich eine geeignete Wohnung zu suchen. Das hat Auswirkungen auf unsere körperliche, geistige und soziale Aktivität. Also, Vorsicht! Nicht in der nicht mehr geeigneten Wohnung verharren, sondern das Bedürfnis nach Wohnen entsprechend des sozialen Kontexts neu definieren. Das kann heißen, eine längst anstehende OP (je früher, desto besser!) anzugehen oder aber die bestehende Wohnung soweit möglich barrierefrei umzubauen. Indem die Dusche oder die Badewanne ebenerdig zu betreten ist, ein Treppenlift die Stufen-Problematik entschärft. Es könnte auch heißen, sich bei »Wohnen für Hilfe« zu melden. Das ist ein Projekt des Deutschen Studentenwerks, das zwischen jungen und alten Menschen vermittelt. Meist bieten Senioren ein Zimmer an und wünschen sich dafür Ansprache und Hilfe im Garten oder bei der Hausarbeit. Für einen Quadratmeter Wohnfläche zahlt man im Monat mit einer Stunde Unterstützung. Das heißt, für ein 15 Quadratmeter großes Zimmer wären das 15 Stunden im Monat.[58] Oder aber man zieht ein oder zwei Blocks weiter in eine geeignete Einrichtung: etwa in ein Betreutes Wohnen, in eine Alten-WG oder in ein Pflegeheim. Haben Sie den Mut, etwas Neues zu wagen. Egal, ob das die rechtzeitige Anpassung Ihrer Wohnform oder Ihrer Gedanken ist. In jedem Fall: Beginnen Sie zu gestalten!

Wer als Gestalter agiert, steigert selbsttätig sein Kohärenzgefühl. Gleichzeitig gerät er weniger unter Druck, wenn er eines Tages nicht mehr so kann, aber um seinen Plan B weiß. Das gibt Sicherheit und entspannt. Und damit kommen wir zum nächsten Punkt, wie Sie Honig im Kopf ein Schnippchen schlagen können. Nämlich, indem Sie rauskommen aus der Stress-Falle.

Raus aus der Stress-Falle

Stress spüren wir immer dann, wenn wir uns unvorbereitet einer bedrängenden Situation ausgesetzt sehen, zum Beispiel weil wir merken, dass unsere Wohnung nicht mehr zu unseren Bedürfnissen passt. Denn was dann passiert, ist das Gleiche wie einst, als wir dem Säbelzahntiger gegenüberstanden: Unser Stressprogramm fährt hoch, und das hat großen Einfluss auf unser Seelenleben, wir fühlen uns angespannt und miesepetrig und werden immer frustrierter und trauriger, je weniger wir einen Ausweg aus der Situation sehen. Stress erfahren wir aber nicht nur in solchen Extremsituationen, er ist in unserem modernen Leben bei den meisten Menschen zum Dauerbegleiter geworden. Das beginnt bereits in der Schulzeit, verstärkt sich in der Ausbildung und ist im Arbeitsleben akut erlebbar. Er zeigt sich durch Dauer-Angespanntsein und kleine Gedächtnislücken: Wir verwechseln Worte, vergessen gar, was wir sagen wollten, biegen falsch ab oder lassen unseren Schlüssel in der Wohnung oder im Waschraum liegen und stehen plötzlich ohne vor der Wohnungstür. Solche kleinen Vergesserchen sind die Spitze des Eisbergs. Sie signalisieren im Außen, dass unser Kurzzeitgedächtnis überfordert ist, und im Gehirn durch das Stresshormon Cortisol aktiv Synapsen abgebaut werden. Dauert diese Situation länger an, verlieren wir sogar Gehirnvolumen. Stress sorgt im Kopf (aber auch im Körper und in unserer Immunabwehr) für einen Mega-GAU. Daher ist es so wichtig, zum einen zu unterscheiden: Was ist guter Stress und was ist schlechter Stress? Und zum anderen zu fragen: Was lässt sich verändern, und wie kann ich diesem Synapsen-Killer entgegenwirken?

Guter Stress und schlechter Stress

Wie schon in Kapitel 1 beschrieben, ist Stress ein steinzeitliches Programm. Es wird immer dann ausgelöst, wenn wir uns emotional, körperlich oder verbal angegriffen und unter Druck fühlen. Das setzt in uns eine sogenannte Fight-or-Flight-Reaktion in Gang. Das heißt, wir kämpfen oder wir fliehen. Kämpfen, indem wir in Aktionismus verfallen, leicht aus der Haut fahren und in Konflikten den anderen provozieren oder ihm mit Argumenten und gesteigertem Blutdruck bzw. mit hochrotem Kopf und geschwelltem Kamm gegenübertreten. Oder wir kämpfen, indem wir nach Lösungen suchen. Der Unterschied ist: Erkennen wir, dass wir Stress haben, und halten wir ihn für bewältigbar oder nicht.

Sehen wir uns in der Lage, die Stresssituation gestalten und lenken zu können, empfinden wir Stress als positiv und damit als herausfordernd. Ist das Gegenteil der Fall – als negativ.

Negativer Stress zeigt sich, je länger er andauert, neben einem fusseligen Kurzzeitgedächtnis, oft auch an Bluthochdruck, Verdauungsproblemen, einer schlechten Schlafarchitektur (das heißt, dass wir nicht mehr durchschlafen können), Angstzuständen und Frustration. Nicht selten ist er auch Auslöser einer Suchtthematik oder gar eines Burn-outs (dazu mehr in meinem Buch »Erschöpfung und Depression: Wenn die Hormone verrücktspielen«).[59] Dieser Erschöpfungszustand tritt vor allem dann auf, wenn wir den Stressor als gewaltig empfinden, wie aktuell für viele die technologische Umwälzung mit all ihren Unwägbarkeiten und der Schnelligkeit, mit der sie uns begegnet und täglich neues Denken und Arbeiten erfordert. Und das geschieht auf verschiedenen Ebenen: im Job, weil Arbeitsabläufe und Kommunikationsprozesse umgestellt, Strukturen und Verantwortlichkeiten verändert werden; es neuer Kompetenzen und insbesondere mehr als jemals zuvor Resilienz bedarf. Also einer Widerstandskraft gegen all diese Disruption. Das gelingt uns nur, indem wir uns selbst managen und nicht versuchen, den Tech-Tornado zu managen. Denn das schaffen wir nicht – weder beruflich noch privat. Und das gilt für alle Stresssituationen: Immer dann, wenn wir das Gefühl haben, der Stress wird übermächtig, wir werden ihm nicht Herr oder Frau, macht uns das Druck. Und zwar negativen Druck: Wir fühlen uns hilflos, wie ein Spielball. Das tritt auch ein, wenn unser Partner krank wird, wir vor dem Aus unserer Beziehung stehen oder die Kündigung erhalten und nicht wissen, wie es weitergehen soll. Das sind extreme Stresssituationen. Kommen mehrere dieser Stressoren zusammen oder sind wir Dauerstress ausgesetzt, beispielsweise in unserem Job oder durch die Doppelbelastung von Job und Kindererziehung oder Job und der Betreuung pflegebedürftiger Eltern, ist es umso wichtiger, mit geeigneten Entspannungstechniken dem Synapsen-Killer Stress entgegenzutreten.

Oftmals sind Dauergestresste so nahe an ihren Problemen, dass sie blockiert sind und nicht mehr in der Lage, klar zu denken und sich selbst zu beruhigen. Erst wenn sie erkennen, dass sie unter Dauerbeschuss stehen, gelingt es ihnen, ihren Stress kognitiv auch mithilfe eines Experten zu beheben. Durch ihn lernen sie auch Techniken kennen, wie sie sich in ihrem fordernden Alltag mental beruhigen können und durch Entspannungstechniken in einem gesunden Funktionsmodus aus Anspannung und Entspannung bleiben.

Für mich persönlich ist Bewegung die beste Methode der Stressbewältigung. Und das funktioniert wunderbar beim Bergsteigen, vor allem im schwierigen Gelände. Da zählt nämlich nur der jeweils nächste Schritt, sprich, man lebt ganz im Augenblick. Und oben angekommen, überschwemmen mich die Endorphine, und die tolle Aussicht erfreut mein Herz. Gleichzeitig denke ich dann oft an die große bayerische »Philosophin« Monika Gruber, die sagt: »Von oben sieht auch der größte Misthaufen da unten ziemlich klein aus.«

Achtsamkeit und Meditation sind sehr wichtig, und hier führen viele Wege nach Rom. Jeder sollte seinen eigenen finden. Im Folgenden sind der Vollständigkeit halber die gängigsten Methoden aufgeführt. Leider hat ja nicht jeder das Glück so wie ich, in der schönsten

Landschaft mit vielen Bergen zu wohnen. Wo der Berg Sommer wie Winter Sportgerät, Achtsamkeitstrainer und Meditationslehrer in einem ist.

Achtsamkeitstraining und Meditation

Der erste Schritt, sich emotional zu beruhigen, besteht darin, auf seinen Körper zu achten. Sprich, einem kleinen Achtsamkeitstraining nachzugehen. Achtsamkeit, das klingt esoterisch und altklug, und das ist schade. Denn es ist nichts anderes, als im Hier und Jetzt zu sein und nicht an Vergangenes oder Zukünftiges zu denken. Es bedeutet, dass wir unsere Sinne angeschaltet haben und unser Kopf zu 100 Prozent auf Empfang ist. In einem solchen Moment sind wir achtsam. Dann kommen wir raus aus der Grübelschleife und weg von frustrierendem Alten, hin zu Neuem.

Achtsamkeitstraining heißt also, dass wir uns bewusst machen, wie es uns gerade geht, wie wir uns aktuell fühlen. Es ist der erste Schritt zu mehr Ruhe und Entspannung. Daher fragen Sie sich immer wieder mal über den Tag verteilt: »Wie geht es mir?«, »Welche Gefühle steigen gerade in mir auf?«, »Wie sitze ich da?«, »Wie spüre ich mich?«, »Wie atme ich?« Allein dieses Innehalten und sich selbst Lauschen und Beobachten bringt schon eine Pause in unser System und unser unermüdliches Denken und Tun.

Bemerken Sie, dass Sie trotz dieses Stopps immer noch angespannt sind, weil Sie gerade ein Gedanke nicht loslässt und zu Grübelscheifen zwingt, dann können Sie dem mit einem einfachen Kniff entgegenwirken, indem Sie sich fragen: »Was werde ich als Nächstes denken?« Dieser Trick hilft, schnell aus Gedankenkarussellen auszusteigen. Auch, indem Sie sich fragen: »Was höre ich?« Durch diese Umleitung aus dem Kopf ins Fühlen gelingt es Ihnen, umzuschalten und Ihr lästiges Gedankenkino abzustellen. Verharren Sie ein paar Atemzüge in diesem Moment und schließen Sie dem noch ein Lächeln an, dann profitieren Sie von einem doppelten Effekt: Es entspannt Sie zusätzlich und hebt Ihre Laune. Dazu der Diplom-

Psychologe Michael Titze gegenüber der »Apotheken-Umschau«: »Wenige Minuten, nachdem wir intensiv gelacht haben, stellt sich im Körper eine anhaltende Entspannungsphase ein.« Der Blutdruck sinke und Stresshormone wie Cortisol würden abgebaut, so der Psychologe.[60] Das Gleiche gilt für das Meditieren.

Meditieren ist *die* Achtsamkeitsübung schlechthin und wirkt, laut Gustav Dobos, Leiter der Klinik für Naturheilkunde und Integrative Medizin der Kliniken Essen-Mitte, »wie eine Beruhigungstablette ohne Nebenwirkungen«. Dobos ist Pionier der in den USA wesentlich stärker verbreiteten Mind-Body-Medizin. Dabei versucht man mit Entspannungsmethoden wie Meditation, aber auch mit Sport und gesunder Ernährung, schädliche Stressfaktoren zu minimieren und die Selbstheilungskräfte der Patienten zu aktivieren. Bei der Meditation versuchen wir durch Stille und Entspannung in einen Raum vorzudringen, in dem der Geist nicht mehr bewertet und Weisheit und Liebe vorherrschen. Um den ständig brabbelnden Geist anzuhalten, konzentriert man sich dabei auf ein Mantra oder den eigenen Atem: »Dadurch, dass die elektrische Hirntätigkeit sich in eine Art Ruhe-Zustand verlagert, Pulsfrequenz, Sauerstoffverbrauch und Blutdruck sinken, werden die Rezeptoren unempfindlicher für Stresshormone, was dazu führt, dass der Mensch gelassener wird. Zusätzlich setzt der Körper Endorphine frei, die das Schmerzempfinden herabsetzen«, erklärt Gustav Dobos die physiologischen Auswirkungen der »Beruhigungstablette« Meditation. Und wenn Schlaf der Höhepunkt körperlicher Entspannung ist, meint Philosoph Byung-Chul Han, dann ist tiefe Langeweile der Höhepunkt geistiger Entspannung. Er meint damit die tiefe, kontemplative Aufmerksamkeit, zu der das hyperaktive Ego keinen Zugang hat.[61] Und so geht es:

Meditation – eine kurze Anleitung

1. Suchen Sie sich einen ruhigen Ort. Einen Ort, an dem Sie die nächsten 30 Minuten niemand stört. Ihr Schlafzimmer zum Beispiel. Günstig ist es, gleich morgens vor dem Frühstück zu meditieren, weil der Tag mit dieser Übung viel fokussierter beginnt. Ich setze mich dazu gerne vor das große Fenster im Schlafzimmer.

2. Zum Sitzen kommen. Der klassische Sitz beim Meditieren ist der Lotossitz mit gekreuzten Beinen auf einer Matte oder auf einem kleinen Meditationskissen. Man kann aber auch auf einem Stuhl sitzen.

3. Die Hände sind vor dem Bauch. Und zwar so, dass sich die Daumenspitzen berühren; die restlichen Finger sind leicht verschränkt.

4. Die Augen sind einen Spaltbreit geöffnet. Dann fokussieren Sie sich auf Ihre Atmung. Sagen Sie beim Ein- und Ausatmen ein Mantra vor sich hin. Etwa »At-men«, »Stil-le« oder »ein, aus«. Damit gelingt es Ihnen besser, abzuschalten.

5. Wehren Sie sich nicht gegen Gedanken. Am Anfang kann es vorkommen, dass Ihnen Gedanken durch den Kopf geistern oder Sie Spannungen in Ihrem Körper spüren. Das ist normal. Spüren Sie dem nach, bzw. wenn die Gedanken zu banal werden, lassen Sie sie ziehen und konzentrieren Sie sich wieder auf Ihre Atmung. Brechen Sie die Sitzung ab, wenn Sie sich nur zusammenreißen müssen und keine Ruhe einkehrt. Gerade hier kann man nichts erzwingen.

6. Beginnen Sie klein. Sie müssen nicht gleich 20 Minuten meditieren, sondern können mit zehn bzw. 15 Minuten beginnen. Stehen Sie nach einer Meditation nicht abrupt auf, selbst wenn Sie gestört werden. Lassen Sie sich ein, zwei Minuten Zeit, bis Sie in den Alltag zurückkehren.

Übrigens – das kann ich aus meiner eigenen Praxis sagen: Auch mir gelingt es nicht jedes Mal, alle störenden Gedanken abzuschütteln. Das ist normal und heißt nicht, dass Meditieren dann nichts bringt. Diese Technik hilft immer, Ordnung in sein Inneres zu bringen.

Sehr Fortgeschrittene schaffen es später allein, wenn sie sich den entspannenden Zustand vorstellen, den sie beim Meditieren erreichen – und schon stellt sich dieser von selbst ein. Daher kann man später das ganze »Vorspiel« überspringen.

Autogenes Training

Autogenes Training bringt Sie ebenso wie eine Meditation in tiefe körperliche und psychische Entspannung. Wie das griechische Wort »auto« vermuten lässt, geht es beim autogenen Training darum, sich selbst etwas zu erschaffen, das einem hilft, selbsttätig zu entspannen. Entwickelt wurde die Technik von dem Berliner Arzt Johannes Heinrich Schultz (1884–1970) bereits in den 1920er-Jahren als wissenschaftlich fundierte Ergänzung zur Psychotherapie. Schultz hatte sich lange mit Hypnose beschäftigt und erfand das autogene Training als eine Art Selbsthypnose, bei der mittels einer intensiven Vorstellungskraft Muskeln und Gefäße entspannt werden.

Beim autogenen Training liegt man auf dem Boden und konzentriert sich ganz auf verschiedene Körperregionen, zum Beispiel seinen linken Arm. Man fühlt, wie dieser erst schwer und später warm wird. Langsam und gezielt geht der Praktizierende im Geist seinen gesamten Körper durch, entspannt hintereinander Muskel für Muskel, spürt, wie diese schlaff und schwer werden, und später auch die Wärme der sich weitenden Blutgefäße. Der Herzschlag beruhigt sich dabei signifikant.

So gleitet man langsam von einem bewussten Zustand in einen halb bewussten, tranceähnlichen Wachzustand. In diesem sogenannten Alpha-Zustand wird auch die Verankerung mentaler Vorsätze wie etwa der »Ich fühle mich gesund und tatkräftig« oder

»Ich schlafe jetzt ein und wache morgen früh tief erholt auf« möglich. Dies erfordert jedoch regelmäßiges Üben.

Das autogene Training wird heute bereits im Gesundheitsbereich zum Abbau von Stress eingesetzt, ebenso wie im Managementtraining, um einem Burn-out vorzubeugen. Auch Sportler wenden es an, um sich mental auf ihre Wettkämpfe vorzubereiten. Schüler und Studenten üben es ein, um effizienter zu lernen und ihre Prüfungsangst in den Griff zu bekommen.

Autogenes Training – eine kurze Anleitung

1. Ruhe. Finden Sie eine angenehme Sitz- oder Liegeposition und stellen Sie sich darauf ein, dass der Kopf von nun an nichts mehr zu tun hat, keine Aufgaben und Probleme lösen muss, sondern sich vollkommen dem Augenblick hingeben und entspannen darf.

2. Konzentrieren Sie sich auf das Gefühl der Schwere. Ihre Glieder, Ihr ganzer Körper fühlen sich schwer an. In dieser Phase erschlaffen die Muskeln.

3. Die Wärme erkunden. Während dieser Vorstellung öffnen sich die Blutgefäße, und eine angenehme, wohlige Wärme durchströmt Ihren Körper bis in die Zehenspitzen.

4. Bewusst atmen. Der Atem beruhigt sich und fließt nun ruhig und gleichmäßig. Dabei wechseln Sie von der flachen Brustatmung in eine tiefe Bauchatmung. Ihr Körper wird mit Sauerstoff durchflutet.

5. Fokussieren Sie sich auf das Sonnengeflecht. Das ist der Raum zwischen Brustbein und Bauchnabel. Dadurch entkrampft sich der gesamte Bauchraum. Die Entspannung der Muskeln in den inneren Organen reguliert beispielsweise die Magensäure und bringt gleichzeitig die Darmtätigkeit in Balance.

6. Die zentrale Formel: »Mein Herz schlägt ruhig und gleichmäßig. Es reguliert den Puls und die Herzfrequenz« – diese hilft unter anderem Menschen mit einem erhöhten Blutdruck. Und so kann sich jeder eine passende suchen. Um sein Gehirn zu stärken und Stress abzubauen, wäre das vielleicht: »Mein Atem fließt ruhig und gleichmäßig, er reguliert meine Balance, und ich entspanne.«

7. Die Stirn ansprechen. Sagen Sie: »Meine Stirn fühlt sich glatt und angenehm kühl an«: Mit dieser Formel entspannen sich die Gesichts- und Kopfmuskeln. Kopfschmerzen und Grübeleien fliegen davon.

Lassen Sie während dieses Prozesses Ihre Gedanken kommen und gehen. Nehmen Sie sie zur Kenntnis, ohne sie zu bewerten. Halten Sie Ihre Aufmerksamkeit auf den Körper und Ihre Atmung gerichtet und betrachten Sie sich und Ihren Körper, Ihre Zellen, die inneren Organe, Herz, Gehirn ... liebevoll. Denn auch unsere Gedanken sind starke Entspannungs- oder Spannungsherde.

Entspannungstipps für zwischendurch – Waldbaden, »Awe Walk« & Co.

Nicht immer haben wir während des Büroalltags Zeit und die Räumlichkeiten – wenn wir nicht im Homeoffice arbeiten –, uns für eine halbe Stunde auszuklinken, um ein autogenes Training durchzuführen oder zu meditieren. Gleichzeitig ist es so notwendig, Entspannungspausen einzuplanen, um Stress abzubauen und unseren Gedächtnisspeicher fit zu halten. Zu diesem Ergebnis kam eine Studie der University of Connecticut, bei der Forscher nachwiesen, dass selbst moderate körperliche Tätigkeit, wie beispielsweise in der Mittagspause um den Block gehen, starke Auswirkungen auf den Betroffenen hat. Die Erklärung: Schon bei leichter Aktivität als Kontrapunkt zum langen Sitzen im Büro verbesserte sich das

Wohlbefinden der Probanden. Und: Bewegten sie sich den ganzen Arbeitstag über nach einer Stunde Sitzen fünf Minuten lang auf einem Laufband, sank ihre kognitive Leistungsfähigkeit tagsüber weniger ab. Zusätzlich waren sie nach Feierabend weniger erschöpft und besser gelaunt.[62]

Also, planen Sie kleine Pausen in Ihren Arbeitsalltag ein. Laufen Sie beispielsweise um den Block, besorgen Sie sich Ihr Essen selbst, statt einen Lieferdienst zu bemühen, oder machen Sie zwischendurch kleine Besorgungen. Am besten wäre ein Abstecher in einen Park, da Sie vom Grün der Natur zusätzlich profitieren. Wie eine Vielzahl von Wissenschaftlern herausgefunden hat, wirkt sich die Natur entspannend auf unsere Atmung, den Blutkreislauf und auf unser Denken aus. Daher wurde »Waldbaden« in den letzten Jahren ein großes Thema. Der Trend schwappte aus Japan, wo sogenannte Waldbäder (shinrin yoku) zur traditionellen Gesundheitsfürsorge gehören, nach Europa. Beim Waldbaden bereitet man sich nach einer kurzen Einweisung mit einer Meditation, Atem- und Körperübung auf das »Eintauchen« im Wald vor, um bewusst den Alltag hinter sich zu lassen. Gerade im Wald sorgen Pflanzenstoffe, sogenannte Terpene, für einen Gesundbrunnen. Die wohlriechenden Terpene regen die Nebennierenrinde dazu an, mehr körpereigene Herzschutzsubstanzen zu produzieren. Diese schützen vor koronaren Herzerkrankungen und Infarkten, während gleichzeitig der für Ruhe und Gelassenheit zuständige Nerv Parasympathikus aktiviert wird.[63]

Auch hilfreich ist es, bei kleinen Büropausen und auf anderen Spaziergängen einen sogenannten Awe Walk zu machen. Dieser geht auf das englische Wort »Awe«, zu Deutsch: »staunen, bewundern, respektieren« zurück und bedeutet, dass man während des Spazierengehens auf die schönen Dinge und kleinen Wunder des Lebens achtet, statt über Probleme nachzusinnen.

Forscher der University of California in San Francisco haben festgestellt, dass Menschen, die während des Walkens auf die schönen Dinge des Lebens achteten, sich hinterher weniger gestresst und wütend fühlen, stattdessen sozial eingebundener und glücklicher. So das Ergebnis ihrer Studie, bei der 52 körperlich und geistig fitte Senioren im Alter von 60, 70 und 80 Jahren acht Wochen lang jeden Morgen 15 Minuten spazieren gingen. Dabei waren sie in zwei Gruppen unterteilt: Eine Gruppe achtete auf die Umgebung und staunte mit den Augen eines Kindes über die Begegnungen, die Eindrücke etc., die sie unterwegs hatten. Die andere Gruppe zog ohne Vorgabe los. Gleichzeitig sollten beide Gruppen Selfies knipsen. Während die Kontrollgruppe immer ähnliche Bilder schoss, war bei der Gruppe der Staunenden immer mehr Umgebung zu sehen, während die Flaneure selbst immer weniger im Mittelpunkt standen. Gleichzeitig wurde ihr Lächeln breiter und zufriedener.

Durch den »Awe Walk« hat nicht nur das Wohlbefinden zugenommen, sondern durch die Selbstdistanzierung änderte sich auch die Einordnung der Probleme: Es zeigte sich, dass es noch etwas Größeres gibt als unser eigenes Ego. Das ließ die Studienteilnehmer wohlwollender werden und demütiger und gab ihnen das Gefühl, über mehr Zeit zu verfügen. Ein solcher Spaziergang würde unsere Perspektive zurechtrücken, so Verhaltensforscherin und Studienleiterin Virginia Sturm. Er zeigt uns, dass wir nicht der Nabel der Welt sind. Daher, findet Sturm, sollten wir nicht nur »Awe Walks« machen, sondern könnten auch »Awe Runs«, »Awe Swims«, »Awe Hikes« oder »Awe Rides« unternehmen. Eine großartige Idee, denn dabei profitieren wir von zwei Anti-Stress-Komponenten: Vom Staunen und von der Bewegung, um stressige und negative Gedanken aufzulösen und für mehr Resilienz zu sorgen.[64] In der Tat würde auch Bewegung mehr Resilienz bringen. Zu diesem Ergebnis kam eine neue Studie mit Ratten, über die wir bereits auf Seite 49 in diesem Buch sprachen. Schließlich bedingen sich Bewegung und Denken gegenseitig, fußt unsere Menschheitsgeschichte doch auf Bewegung und Aktivität!

Fit bis zur Grabeskante

Wie schon in den vorhergehenden Kapiteln beschrieben, ist es enorm wichtig, aktiv zu bleiben. Das heißt, uns nicht zurückzulehnen und es uns gemütlich zu machen, sondern am Ball zu bleiben und uns herauszufordern: geistig, körperlich und im Austausch mit anderen am Puls der Zeit und im Gespräch. Aus diesem Grund entstehen hier wie dort neue Wohnformen, die solche Bedürfnisse und Möglichkeiten zulassen. Etwa Drei-Generationen-Haushalte, in denen wie einst mehrere Generationen unter einem Dach wohnen. Auch Alten-WGs sind sehr beliebt, während in den USA sogar eine Großstadt unter der folgenden Prämisse entstanden ist:

»The Villages« – aktiv bis zum Tod

»The Villages« – zu Deutsch »die Dörfer« – nennt sich eine Stadt, deren 120 000 Einwohner alle 55 plus sind und die mit dem Slogan wirbt: »Your Retirement Adventure starts here«. Sie liegt im wohltemperierten Florida, 90 Kilometer von Orlando entfernt und gilt als eine der »am schnellsten wachsenden Großstädte der USA«.[65] Schließlich kommen jeden Monat 100 neue Einwohner dazu.

Um sich fit und in shape zu halten, gibt es 52 Golfplätze, 84 Schwimmbäder, 1000 Tennisplätze und Minigolfanlagen, Boule-, Shuffleboard- und Volleyballplätze. Wer möchte, kann Wasserski fahren und Polo spielen, und natürlich stehen auch Yoga, Wasserball, Malen, Stricken, Wandern, Fischen, Dichten und Singen auf dem reichhaltigen Programm der Stadt, in der es angeblich einen Schwarzmarkt für billiges, rezeptfreies Viagra gibt. Dass man sich bei den vielen sportlichen Betätigungen schnell näherkommt, keine Frage: Auch beim täglichen Tanzen auf der Straße, kurz vor dem ersten Mojito, ist das leicht möglich. Bei bekannten Songs aus der Jugend von Frank Sinatra, Elvis oder Gloria Gaynor, die eine Live-Band zum Besten gibt. Daneben gibt es über 3000 Clubs, in denen sich Gleichgesinnte treffen können. Unter anderem auch einen »German Club«. Und all das ist im Unterhaltungsangebot für 162

Dollar im Monat zu haben, während der Einstiegspreis für ein Haus bei 200 000 Dollar liegt. Kinder allerdings sind in diesem Rentnerparadies nur für einen Monat erlaubt. Das kann Andrew C. Blechmann, Autor von »Leisure Ville«, nicht verstehen. Er beklagt, dass eine Stadt ohne Kinder das Ende der Zivilisation wäre. Das mag jeder sehen, wie er will. Denn viele der hier lebenden Senior Citizens haben Kinder großgezogen und wollen ihren Lebensabend genießen. Ein interessanter Ansatz, schließlich bleibt man in »The Villages« aktiv, kann gestalten, seinen Bedürfnissen nachgehen und ist sozial eingebunden. Ich habe mir diese Stadt vor ein paar Jahren selbst angesehen und war echt beeindruckt. Das Leben dort ist turbulent wie auf einem Uni-Campus, mit spontanen Partys, Restaurants mit Live-Musik, und die Leute tanzten schon mittags auf der Straße. An einem Ukulele-Kurs nahmen 100 Senioren teil und sangen gerade »You are my Sunshine …«, als wir den Kursraum betraten. Da bleibt keiner einsam. Das hat mich begeistert. Und wer sich für diese Art zu leben entscheidet, ist mit Sicherheit bis zur Grabeskante aktiv. Denn das ist das Credo dieses Renterparadieses: Sonne, Aktivität und Fun, Fun, Fun. Und wenn einem das die nötige Lebensfreude schenkt, warum nicht?

Für Wissbegierigere gibt es ein paar Bundesstaaten weiter in Connecticut »Meadow Ridge«. In dieser kleinen, feinen Community in Redding kann man an »Lifelong learning«-Kursen teilnehmen, die zum College-Besuch einladen, zum Fremdsprachen-Lernen und beispielsweise zeigen, »Wie man ein Memoir« schreibt. Daneben gibt es für Menschen ab 62 Jahren, die in dieser »Senior Retirement Community« unabhängig leben wollen, einen Golfplatz, einen großen Swimmingpool und ein Fitnesscenter. Aber auch die Möglichkeit, dass man nach einem Sturz oder einer OP an seiner körperlichen Rehabilitation arbeitet. Braucht man später Unterstützung, ist auch dafür gesorgt – immer mit dem Fokus auf Aktivität. Auch im Hausgemeinschaftskonzept der deutschen »Benevit«-Gruppe ist das der Fall mit einem umfangreichen Aktivitätsprogramm von Sitztanz über Kegeln bis hin zum Besuch eines Festivalparks und einer Aufgabe innerhalb der Gemeinschaft für jeden der dort lebenden pflegebedürftigen Herrschaften.

Dass Aktivität in der Hochaltrigkeit und bis zum Ende unseres Lebens möglich ist, ist keine Mär. Sondern Fakt. Das sollten wir alle anstreben. Nicht nur, weil wir unser Leben dann als sinnvoller erachten und mehr Lebensfreude empfinden, sondern auch, weil wir dadurch Demenz vorbauen. Und das geht bis zum Schluss. Interessanterweise kommt am Ende noch eine weitere Komponente zum Tragen, nämlich dass Menschen, die bis zum Ende aktiv sind, auch leichter gehen können. Doch damit wir überhaupt zu dieser Denke der lebenslangen Aktivität kommen und unsere älteren Mitmenschen – und später uns selbst – nicht mit zu viel Fürsorge bedenken, was häufig der Fall ist, muss sich unsere Einstellung dem Alter gegenüber ändern.

Wir sind fitter, jünger, gesünder

Altersbilder sind, ganz klar, ein gesellschaftliches Phänomen. Sie bestimmen die Zukunft des Alters und des Alterns in erheblichem Maße. Und da muss sich einiges ändern, damit wir die Chancen, die uns – anders als den vorhergegangenen Generationen beschieden sind, ausschöpfen können. Als Babyboomer sind wir fitter, jünger und gesünder als unsere Eltern und Großeltern, daher brauchen wir neue Altersbilder. Ich hatte bereits angesprochen, dass wir eine neue Denke brauchen, und das folgende Beispiel von Barbara Wackernagel-Jacobs zeigt das ganz deutlich. Sie, die Filmproduzentin und ehemalige Ministerin für Frauen, Arbeit, Gesundheit und Soziales im Saarland, setzt sich heute mit weiteren Mitstreitern für »Neue Altersbilder« (www.neue-altersbilder.de) ein. Als sie kurz nach Beginn der Corona-Krise hört, dass die Blutspendezentrale des Saarlands dringend zum Blutspenden aufrief, will sie helfen. Telefonisch meldet sie sich für einen Termin an. In dem Moment jedoch, als sie sagt, sie sei 69 Jahre alt, heißt es am anderen Ende der Leitung erschrocken: »Oh, in diesem Alter wollen wir Ihnen eine Blutspende nicht mehr zumuten.« Zumuten?, wundert sich Wackernagel-Jacobs, die gesundheitlich topfit ist, keine Vorerkrankungen hat und mit 0 eine begehrte Blutgruppe. Sie besteht auf einem Termin. Doch vergebens. Mit: »Wir haben unsere Vorschriften«, wird sie abgewehrt. Das sieht Barbara Wackersnagel-Jacobs als Altersdiskriminierung: »Sie entspringt im wahrsten Sinne des Wortes völlig veralteten Altersbildern, die leider jetzt in der Corona-Krise wieder schrecklichen Auftrieb bekommen«, schreibt sie auf der Webseite Neue-Altersbilder. Und dagegen, meint die ehemalige Politikerin, müsse man etwas tun: gegen das Bild der schutzbedürftigen Älteren, denen ab einem willkürlich bestimmten kalendarischen Alter nicht oder nur mehr wenig zugemutet werden kann. Dieses Bild »war schon lange grundfalsch. Nun, wo 17 Millionen Menschen und damit jeder und jede Fünfte in diesem Land über 65 Jahre alt sind, ist es geradezu grotesk und extrem schädlich für unser Zusammenleben in dieser Gesellschaft.« Es gibt keine »Altersfalle« – es sei denn, wir reden sie herbei, wie vor Jahren den Krieg zwischen den Generationen. Wir müssen, gibt sich Wackernagel-Jacobs streitbar, die beeindruckend positiven Fakten über die Befindlichkeit und die Präsenz älterer Menschen in unserer Gesellschaft zur Kenntnis nehmen. Daher appelliert auch sie: Altersbilder zu hinterfragen und unsere subjektiven Erfahrungen und vielleicht auch Ängste von den wissenschaftlichen und tatsächlichen Gegebenheiten zu trennen! Außerdem – so der Heidelberger Gerontologe und Psychologe Andreas Kruse – hätten gerade Ältere ein sehr feines Empfinden für ihre Stärken und ihre Schwächen.

Wer Ältere also ernst nimmt, anstatt sie aufgrund von Kalenderdaten pauschal mit Stereotypen zu belegen, kann damit rechnen, dass die Betroffenen selbst durchaus umsichtig handeln. Das ist bei Corona der Fall, aber auch grundsätzlich.

Leitbild »Active Aging«

Ältere Menschen sind mündige Bürger, die klar denken können und die wissen, was ihnen guttut und wie sie vorsorgen können. Das gilt für jeden Einzelnen von uns, schließlich sind wir es, die Altersbilder erschaffen. Wir sind ein Teil der Gesellschaft, wir können reflektieren und fragen: Stimmen die aktuellen Bilder oder stimmen sie nicht? Und wenn nicht, wie können sie anders aussehen? Indem jeder Einzelne den Anfang macht – auch im Sinne seiner Gesundheits- und Demenzvorsorge. Angelehnt an die US-amerikanische Aktivitätsthese und das Konzept des »Active Aging«. Dieses ging zunächst von einer WHO-Initiative aus und wurde später durch die EU-Kommission und die OECD stärker auf die individuelle und gesellschaftsbezogene Nützlichkeit hin ausgelegt. So gilt ein produktives und aktives Alter heute als modernes Leitbild. Es zielt darauf ab, Sie zu ermuntern und zu ermutigen, im Alter Ihre Potenziale, Ressourcen und Kompetenzen sowohl in Ihrem als auch im öffentlichen Interesse stärker zu nutzen und einzusetzen.[66]

Also, trauen Sie sich: fit und aktiv bis ins hohe Alter zu sein. Dazu bedarf es Disziplin und Motivation. Die Motivation – ich kann es nicht oft genug betonen – ist ein erfülltes, sinnvolles Leben, das auch in der Hochaltrigkeit noch Freude und geistreichen Genuss zulässt. Dazu gilt es zuallererst, sich als Subjekt zu betrachten und zu behandeln, und dazu gehört, dass wir den genetischen Code unserer Spezies erfüllen – der körperliche, geistige und soziale Aktivität vorsieht. Bis zum Schluss. Oder kennen Sie im Tierreich ein Lebewesen, das nicht bis zu seinem Tod aktiv wäre, das sagt, ich baue mir jetzt ein Nest und mache es mir darin gemütlich!? Ich nicht. Natürlich will ich hier nicht zynisch erscheinen, ist das nicht jedem gegeben. Doch auch für Menschen mit Einschränkungen ist ein sogenanntes erfolgreiches Altern möglich. Um es als solches zu erleben, müsse jeder, so der Altersforscher Hans-Werner Wahl, zur Sisyphosarbeit bereit sein. Und zwar im positiven Sinne: Es sei etwas Gutes, so Wahl, wenn wir uns »auch spät im Leben in einem sehr breit gemeinten Sinne ›anstrengen‹«. So könnten wir »teilweise Unglaubliches« erreichen: Nach einem intensiven Bewegungsprogramm wieder ohne einen Rollator gehen oder nach einem entsprechenden Training kognitive Stabilisierung erfahren. Das sieht er als »gewaltige Felsverschiebungen und Fortschritte nach oben. Sie werden immer wieder unterschätzt und kleingeredet.«

Selbst wenn unsere biologischen und psychischen Ressourcen nicht mehr in ausreichendem Maße vorhanden sind, so würden, erläutert der Psychologe und Altersforscher Wahl, viele ältere Menschen immer wieder ein »Basislager« erreichen, von dem aus ein gewisser Aufstieg auch im vierten und fünften Lebensalter möglich sei: Das sei kein negatives Bild des Älterwerdens, sondern ein vielschichtiges Bild sich verschiebender »Grenzwanderungen«, bis der Tod erreicht ist, die natürlichste Grenze des Lebens.[67] Sie sehen, es gibt immer Ausblicke und Hoffnung. Auch bei bei der Diagnose »Demenz«. Dazu kommen wir jetzt.

Kapitel 3: Was tun, wenn der Verdacht einer Demenz aufkommt, und wie gehe ich mit Betroffenen um?

Den flapsigen Spruch: »Langsam werde ich dement«, haben wir uns alle schon mal gesagt oder andere damit gefoppt. Weil sie Dinge zweimal erzählen, einen Geburtstag vergessen haben oder beim Einkaufen den Joghurt. Das sind alltägliche Kinkerlitzchen, die jungen wie alten Menschen passieren. Anders ist es, wenn anhaltende Gedächtnisstörungen einen konkreten Verdacht nahelegen. Dann sollten Sie schnell handeln. Auch wenn Sie diesen Verdacht gegenüber einem Mitmenschen, einem Familienmitglied haben: Schieben Sie das Thema nicht auf die lange Bank, sondern handeln Sie. Das sind die Warnsignale:

- Vergessen kurz zurückliegender Ereignisse
- Schwierigkeiten, gewohnte Tätigkeiten auszuüben
- Sprachstörungen
- nachlassendes Interesse an Arbeit, Hobbys und Kontakten
- Schwierigkeiten, sich in einer fremden Umgebung zurechtzufinden
- fehlender Überblick über finanzielle Angelegenheiten
- Fehleinschätzung von Gefahren
- ungekannte Stimmungsschwankungen, andauernde Ängstlichkeit, Reizbarkeit und Misstrauen
- hartnäckiges Abstreiten von Fehlern, Irrtümern oder Verwechslungen [1]

Eine andere Hilfe bei der Entscheidung »Arztbesuch ja oder nein?« stellen folgende drei Fragen dar:

1. Hat die Leistungsfähigkeit im Vergleich zu früher nachgelassen?
2. Können Sie/der Betroffene, sich weniger als früher merken?
3. Finden Sie/der Betroffene, seltener die richtigen Worte?

Bei mehreren Ja-Antworten würde, ohne dass sich eine andere offensichtliche Ursache wie Stress erkennen lässt, ein Arzt mit einer sorgfältigen Untersuchung auf Demenz beginnen.[2]

Wie verläuft der Weg vom Verdacht hin zu einer Demenz-Diagnose?

Interessanterweise ist es falsch zu glauben, dass Menschen mit leichter Demenz ihre Beschwerden nicht bemerken oder sich ihrer nicht bewusst sind: Studien zum Erleben der Krankheit haben gezeigt, dass demenziell Erkrankte die Symptome und Auswirkungen auf ihren Alltag durchaus erkennen.

Dennoch stellt der Gang zum Arzt eine große Hürde für sie dar. Machen wir uns nichts vor, die Diagnose Demenz ist eine lebensverändernde Sache. Schließlich können wir Demenzen nicht heilen, höchstens aufhalten bzw. verzögern. Folglich hat jeder Angst vor dieser Diagnose, weil sie den Kern unseres Menschseins berührt: Sie raubt uns unser Bewusstsein, und unser Leben wird danach nie mehr so sein, wie es einmal war. Unwissenheit empfinden viele daher als Vorzug: Wenn sie etwas nicht wissen, ist es noch nicht sicher und besiegelt – so der Trugschluss, garniert mit dem Fünkchen Hoffnung: Es kann ja auch alles ganz anders kommen.

Frühe Symptome von Demenz zu erkennen, zu bewerten und sich einer ärztlichen Diagnose zu stellen, ist ein schmerzhafter und auch langwieriger Prozess. Darum ist es nicht einfach, vermeintlich Betroffene zu einem Arztbesuch zu überreden. Viele versuchen zu Beginn ihrer Erkrankung, ihre Einschränkungen etwa mit

Spickzetteln für den Alltag zu überspielen. Darauf angesprochen, reagieren sie oft aggressiv oder abweisend. Eine Möglichkeit für das soziale Umfeld ist es deshalb, sich miteinander zu vernetzen und das Verhalten der Betroffenen über einen längeren Zeitraum zu beobachten und zu dokumentieren. Eine solche Liste kann als Grundlage für ein Gespräch dienen. Dazu gilt es – will man einen lieben Angehörigen dazu bewegen, sich untersuchen zu lassen –, sich in ihn hineinzuversetzen und zu verstehen, dass er vielleicht erst einmal mit Ab- und Gegenwehr reagieren wird. Lassen Sie sich davon nicht abschrecken, bleiben Sie ruhig und freundlich. Versuchen Sie auch für die Symptome wie »Gedächtnisstörungen« andere, ermutigende Worte zu finden. Die Deutsche Alzheimer Gesellschaft empfiehlt zum Beispiel, Begriffe wie »Vergesslichkeit« oder »Kurzzeitgedächtnisstörungen« zu benutzen. Das klänge nicht so gewaltig und hebe hervor, dass das Langzeitgedächtnis noch gut funktioniere. Das mache es für den Betroffenen leichter, sich auf einen Dialog einzulassen. Gleichzeitig hat eine Studie zur emotionalen Wirkung bei Demenz-Diagnosen gezeigt, dass Menschen auf die Diagnose »Alzheimer« deutlich schockierter reagierten als auf die Diagnose »vaskuläre Demenz« – aufgrund des Bildes von Alzheimer in der Öffentlichkeit.

Unterstützung von Außenstehenden oder von ärztlicher Seite kann ebenfalls helfen: gerade wenn es im häuslichen Umfeld zu Konflikten und Problemen kommt, die das Zusammenleben belasten. In einem solchen Fall bieten sich neutrale Vermittler wie andere Verwandte, nahe Freunde oder der Hausarzt an. Und schließlich empfiehlt die Alzheimer Gesellschaft auch, sich vor Ort bei Fachstellen beraten zu lassen.[3]

Nachlassendes Erinnerungsvermögen – mit diesen Methoden wird diagnostiziert

Haben Sie sich ein Bein gebrochen, sieht man das auf dem Röntgenbild, bei einer Virusinfektion bringt ein Test Klarheit. Demenzen dagegen sind komplexer und lassen sich nur anhand bestimmter Marker und Kriterien ablesen. Um die richtige Diagnose treffen zu können, geht der Arzt im Ausschlussverfahren vor. Das heißt, er prüft auch, ob andere Ursachen für die Symptome verantwortlich sein könnten. Das beginnt mit einem Arztgespräch.

1. Das Arztgespräch

Das persönliche Gespräch mit einer Ärztin oder einem Arzt – meist mit dem Hausarzt – ist der erste Baustein einer Diagnose. Dabei informiert sich der Mediziner über die bisherige Krankheitsgeschichte. Er fragt nach vergangenen und aktuellen Beschwerden, Behandlungen oder der regelmäßigen Einnahme von Medikamenten. Ebenso geht es um Lebensgewohnheiten, um Ernährung, Alkohol- oder Drogenkonsum und andere Lebensumstände. Damit sammelt er erste Anhaltspunkte, um die körperlichen oder psychischen Ursachen für die auftretenden Beschwerden zu identifizieren. Steht der Verdacht einer Demenz im Raum, sollte stets eine nahestehende Person mit zum Arztgespräch kommen. Sie kann über mögliche Gedächtnisstörungen noch einmal andere Informationen und eine andere Sichtweise einbringen als der oder die Betroffene.

Hat der Arzt den Verdacht, dass tatsächlich eine Demenz vorliegen könnte, sind für ihn vor allem folgende Fragen wichtig: Nimmt die Gehirn- und Gedächtnisleistung tatsächlich ab oder bestand das Problem schon immer? Sind die Beschwerden so schwerwiegend, dass sie das alltägliche Leben beeinträchtigen? Dauert die Störung der kognitiven Funktionen schon sechs Monate oder länger an, andernfalls könnten die Symptome nämlich etwa auch von einer Depression stammen.

Bereiten Sie einen solchen Arztbesuch gut vor, indem Sie vorab eine Liste mit Beschwerden anfertigen, die folgende Fragen beantwortet: Seit wann bestehen Gedächtnisprobleme? Gibt es Demenz-Erkrankte in der eigenen Familie? Hat sich der sichere Umgang mit Geld, zum Beispiel beim Bezahlen, verschlechtert? Gibt es häufiger scheinbar grundlos Misstrauen oder Wut? Und: Werden Gegenstände an ungewöhnliche Orte verlegt?[4]

2. Die körperliche Untersuchung

Die körperliche Untersuchung ist ein weiterer Baustein, um den Allgemeinzustand festzustellen und andere mögliche Ursachen aufzuspüren. Dazu gehören klassischerweise die Messung des Blutdrucks und des Pulses, das Abhören des Herzens, die Überprüfung der Lungenfunktion sowie Seh- und Hörtests.

Außerdem nimmt der Arzt Blut und Urin ab. Beides wird im Labor auf verschiedene Werte hin überprüft, um Hinweise auf den allgemeinen Gesundheitszustand zu erhalten. Damit kann der Arzt andere Krankheiten mit relativ wenig Aufwand abklären, ein- oder ausschließen.[5]

Mir persönlich ist ja immer lieber, die Gesundheit aus dem Wohlbefinden heraus zu gestalten. Also nicht erst auf den Leidensdruck zu warten, sondern die Gesundheit proaktiv zu planen. Denn wenn Körper und Gehirn ausreichend mit allen essenziellen (gehirnaktiven) Substanzen versorgt sind, werden sämtliche Krankheiten unwahrscheinlicher, auch Alzheimer und Demenz.

3. Psychometrische Tests

Bei einem Verdacht auf Demenz untersucht der Arzt auch das Denkvermögen und das Gedächtnis des Betroffenen. Meist mit kleinen Aufgaben, die für gesunde Menschen gut lösbar sind, Demenz-Erkrankte allerdings haben damit Schwierigkeiten. Je nachdem, wie die Betroffenen abschneiden, lässt sich grob abschätzen, wie weit die Krankheit fortgeschritten ist. Die drei bekanntesten Tests sind der Uhrentest, der Mini-Mental-Status-Test und der Demtec-Test.

Test 1: Beim Uhrentest wird der Patient gebeten, in einen vorgegebenen Kreis das Ziffernblatt einer Uhr einzuzeichnen. Zusätzlich soll er eine bestimmte Zeit von der Stellung der Uhrzeiger auf ein Digitalformat übertragen. Stellt das für ihn Probleme dar, sind das Indikatoren für eine Alzheimer-Demenz. Denn bei dieser sind schon früh die räumliche Vorstellungskraft und das Problemlösevermögen eingeschränkt. Die Mediziner achten dann zum Beispiel darauf, ob alle zwölf Ziffern vorhanden sind, ob die Zahl »12« oben steht oder ob die Uhrzeit korrekt »übersetzt« wurde. In einer Studie an der Universität Basel konnte zum Beispiel gezeigt werden, dass der Uhrentest bei einer »gesunden« und einer »dementen« Gruppe jeweils circa 75 Prozent der Personen richtig zuordnen konnte. Von 176 Demenz-Erkrankten wurden 136 mithilfe des Uhrentests identifiziert. Von 88 Gesunden wurden 66 in die richtige Kategorie eingeteilt.[6]

Test 2: Der Mini-Mental-Status-Test ist eine Art Interview, bei dem die allgemeinen kognitiven Funktionen des Patienten abgeklärt und seine Leistungsfähigkeit bestimmt werden. Um die zeitliche und räumliche Orientierung zu überprüfen, fragt der Arzt: Welches Jahr schreiben wir? In welchem Bundesland befinden Sie sich gerade? Weiterhin testet er das Gedächtnis mithilfe einer Wortliste. Dabei spricht er drei Wörter vor, die dann wiederholt werden müssen. Anschließend folgen Rechenaufgaben, Gegenstände werden gezeigt und müssen benannt werden sowie geometrische Formen nachgezeichnet. Maximal können beim Mini-Mental-Status-Test 30 Punkte erreicht werden. Weniger als 28 Punkte können ein Anzeichen für eine Demenz sein, bei weniger als 20 oder weniger als zehn Punkten liegt der Verdacht auf eine mittlere oder schwere Demenzform nahe.[7]

Test 3: Beim Demtec-Test kommen ebenfalls Wörter und Zahlen zum Einsatz. Dazu liest man dem Betroffenen eine Wortliste mit zehn Begriffen vor, diese muss er dann wiederholen. Danach testet der Arzt, ob er oder sie Ziffern in die richtigen Zahlen umwandeln kann und umgekehrt. Außerdem werden Zahlenreihen vorgelesen, die rückwärts nachgesprochen werden sollen; oder die Betroffenen sollen so viele Dinge wie möglich nennen, die man im Supermarkt einkaufen kann. Die jeweiligen Ergebnisse werden mit Punkten versehen und am Ende zusammengezählt. Je weniger Punkte, desto wahrscheinlicher ist es, dass eine Demenz oder andere kognitive Störungen vorliegen.

Allerdings liefern solche Tests keinen hundertprozentigen Beweis für das Vorhandensein einer Demenz. Die Ergebnisse können durch Aufregung, schlechte Tagesform oder schlicht andere geistige Probleme verursacht sein. Dennoch werden sie von der Medizin zur Diagnose gerne eingesetzt: Da sie sehr leicht, schnell und mit geringem Aufwand durchzuführen sind und als guter Indikator dienen.[8]

4. Bildgebende Verfahren

Mit bildgebenden Verfahren ist letztlich gemeint, dass Bilder des Gehirns angefertigt werden. Dazu gibt es zum Beispiel die Verfahren der Computertomografie (CT) oder der Magnetresonanztomografie (MRT). Damit werden Schichtaufnahmen des Gehirns erstellt. Diese Bilder können wiederum nur einen Teil der gesamten Diagnose ausmachen, zu 100 Prozent bestätigen lassen sich die meisten Demenzen damit nicht.

Was aber mit solchen Verfahren gut funktioniert, ist das Ausschlussprinzip und damit eine differenzierte Diagnose bei bestehendem Demenz-Verdacht. Es können zum Beispiel Ursachen einer Demenz wie Hirntumore festgestellt werden. Sichtbar werden auch die ursächlichen Schlaganfälle und Durchblutungsstörungen, die vaskuläre Demenzen verursachen. Wie wir an anderer Stelle schon gesehen haben, gibt es zum Beispiel auch leicht radioaktive Substanzen, die ins Blut gegeben werden, um die Plaques-Ablagerungen im Gehirn zu markieren, die bei Alzheimer-Demenzen auftreten.

Auch im Bereich der Vorhersage werden MRTs mittlerweile eingesetzt. »Mit der Vermessung der Hirnareale, die für die Gedächtnisleistung zuständig sind, kann das Auftreten einer Alzheimer-

Demenz innerhalb der nächsten drei Jahre bei älteren Personen mit leichten kognitiven Einschränkungen mit einer Genauigkeit von 70 Prozent vorhergesagt werden.« Das sagt zum Beispiel Stefan Teipel, Professor an der Gesellschaft für Klinische Neurophysiologie und Funktionelle Bildgebung an der Freien Universität Berlin. Laut Teipel erreicht man diese Genauigkeit aber nur bei Menschen, die bereits Gedächtnisprobleme haben. Jeden gesunden Senioren in die Röhre zu stecken ist deswegen schlichtweg Nonsens und teuer. Bildgebende Verfahren machen vor allem bei Patienten Sinn, bei denen ein Verdacht bestätigt und die Art der Demenz festgestellt werden soll.[9]

5. Liquordiagnostik

Der sogenannte Liquor ist die Flüssigkeit, die im Gehirn und im Rückenmark vorhanden ist. Das Hirn- oder Nervenwasser ist zum Beispiel hilfreich, wenn man die häufigste Demenzform nachweisen möchte: Alzheimer. Denn wie wir gesehen haben, tauchen im Gehirn bei Alzheimer vermehrt Beta-Amyloid und das Tau-Protein auf.

Diesen Umstand macht man sich bei der Diagnostik zunutze und entnimmt bei Verdacht auf Alzheimer Nervenwasser aus dem unteren Wirbelkanal. Dieses Wasser wird dann im Labor auf die möglichen Alzheimer-Marker untersucht. Eine solche Liquordiagnostik findet auch bei anderen Erkrankungen statt, zum Beispiel bei Hirnhautentzündung, Multipler Sklerose oder Blutkrebs.[10]

Richtiger Umgang mit der Diagnose

Wir müssen uns nichts vormachen: Mit einer Demenz-Diagnose stellen sich fast immer, für jeden Menschen, zu jeder Zeit an jedem Ort existenzielle Fragen. Studien zeigen, dass Betroffene darauf oft mit einer kurzen Schockphase reagieren. Sehr verbreitet ist auch eine sogenannte Akzeptanzabwehr. Das heißt, die Informationen werden zunächst bewusst aufgenommen, hinterher jedoch ignoriert. Ein Beispiel ist, wenn Patienten daran festhalten, dass die verschriebenen Medikamente eine komplette Heilung bedeuten können.

Eine andere Form der Bewältigung, gerade in einem frühen Demenz-Stadium, können Verhaltensweisen sein, die die Erkrankung vertuschen, überspielen, verheimlichen oder umdeuten wollen. Die Deutsche Alzheimer Gesellschaft (DAG) nimmt dieses Verhalten aber nicht als Realitätsflucht im Sinne von »Ich habe gar keine Demenz« wahr – sondern als eine Art der Bewältigung, wie sie auch bei anderen schweren Krankheiten vorkommen kann. Im schlimmsten Fall kann jede schwere und unheilbare Krankheit eine existenzielle Lebenskrise auslösen. Angst und Depressionen können auftreten. Das sollte Betroffenen und Umfeld bekannt sein. Selbst wenn jemand scheinbar unbeeindruckt bleibt, muss das nichts über seinen seelischen Zustand aussagen.

Nach der Diagnosestellung steht die Aufklärung: Auch wenn die geistige Leistung bereits beeinträchtigt ist, sollte das nicht das Recht der Patienten auf eine vollständige Aufklärung negieren. Es kommt dann eben auf die Art der Kommunikation an. Aufklärung ist ein länger währender Prozess. Auf keinen Fall reicht ein Arztgespräch bei der Diagnose aus. Die Betroffenen sind dort oft emotional aufgewühlt und können die Informationen logischerweise nicht komplett und ruhig aufnehmen. Die DAG empfiehlt bei der Aufklärung: nicht defizitorientiert zu denken. Das heißt natürlich nicht, dass man mögliche Probleme verschweigen sollte. Aber nicht die Einschränkungen, sondern die möglichen Lösungen sollten im Fokus der Aufklärung stehen.

Für Angehörige und das Umfeld der Erkrankten ist eine Diagnose natürlich ebenfalls nicht einfach. Ein geliebter Mensch wird sich verändern, braucht Hilfe und Unterstützung, die viel Kraft kosten kann. Es gibt aber auch einige Anhaltspunkte, was jetzt in dieser Situation getan werden kann.

Das sollten Sie jetzt unternehmen

- *Wünsche der Patienten herausfinden und respektieren:* Eine Demenz-Diagnose bedeutet nicht, dass der jeweilige Mensch sofort hilflos und nicht mehr selbstreflektiert ist. Die Wünsche der Betroffenen dürfen nicht hinter der Hilfe und der Aktivität der anderen zurückstehen. Man sollte miteinander reden und fragen: Was wünscht du dir im Moment? Wie möchtest du leben, wie möchtest du dir helfen lassen? Welche Punkte sind dir besonders wichtig?
- *Das Umfeld einweihen:* Demenzen sind immer noch mit Stigma und Scham behaftet. Viele Patienten schämen sich, dass sie nicht mehr vollkommen geistig auf der Höhe sind oder scheinbar einfache Dinge nicht mehr erledigen können. Wie werden die anderen reagieren? Kann ich es ihnen überhaupt sagen? Werde ich damit vielleicht zum Außenseiter? Solche Fragen, so banal sie manchmal scheinen mögen, beschäftigen Patienten, aber auch Angehörige und Freunde. Doch Verschweigen oder Verheimlichen hilft nicht. Demenzen haben schon viele getroffen und können jeden Einzelnen treffen. Offenheit, Ehrlichkeit und viel Kommunikation helfen weiter. Vor allem entlasten sie. Weiß das soziale Umfeld Bescheid, gibt es Verständnis und bei Bedarf Unterstützung. Wer die Erkrankung verheimlicht, schafft Komplikationen und Irritationen. Scheuen Sie sich auch nicht, bei Selbsthilfeorganisationen und Beratungsstellen Rat einzuholen.
- *Sich mit Veränderungen vertraut machen:* Nach einer Diagnose kann es zu einer für beide Seiten anstrengenden Gegenreaktion kommen: Die Betroffenen wollen sich nicht helfen lassen, sie wollen stattdessen beweisen, was sie noch alles können. Je weiter die Krankheit voranschreitet, desto schlechter können Demenz-Erkrankte kommunizieren und für Außenstehende nachvollziehbare Gedankengänge verbalisieren. Sie können ein Verhalten an den Tag legen, das für andere Personen nicht rational,

irritierend und auch manchmal zum Haareraufen ist. Die »normale« Kommunikation, wie wir sie mit einem gesunden Menschen führen, ist immer weniger möglich. Alle diese Veränderungen werden eintreten, und niemand hat daran Schuld. Sich das immer wieder ins Gedächtnis zu rufen, ist wichtig. Wenn diese Veränderungen eintreten, wird es für das Umfeld sicher schmerzhaft und emotional. Doch hat man sich darauf vorbereitet, dann kann man eigene Reaktionen eher kontrollieren und besser mit der Situation umgehen. Der Kontakt mit Demenz-Patienten wird aber auch nie ganz abreißen, solange sie da sind. Viele Pflegende lernen mit der Zeit, so zu kommunizieren, dass beide Seiten nicht sprachlos bleiben mit viel Verständnis, Mitgefühl und Humor, mehr dazu später.[11]

Therapiemöglichkeiten: Man kann immer etwas tun!

Im Verlauf des Kapitels haben wir schon einmal die Frage betrachtet, warum man so früh wie möglich eine Demenz diagnostizieren sollte. In meinen Augen gibt es immer Hoffnung auf Verbesserung, und je früher man anfängt, mit entsprechenden Maßnahmen einer Demenz entgegenzuwirken, desto besser. Daher ist gerade das soziale Umfeld angehalten, bei den ersten Symptomen hellhörig zu werden und denjenigen oder diejenige sanft zu einem Arztbesuch zu drängen. Also nicht zu warten, bis diese Anzeichen wieder verschwinden, oder sich einzureden, man hätte sich getäuscht; das seien doch nur altersbedingte Aussetzerchen. Nein. Werden Sie aktiv, sobald Sie an Ihrem Partner, Ihrer Partnerin, Ihrem Vater oder Ihrer Mutter solche Veränderungen bemerken.

Je früher eine Diagnose vorliegt, desto besser und umfassender können alle Personen sich darauf einstellen und Vorkehrungen treffen. Gleichzeitig gibt es auch sozusagen »harte« Faktoren, die für eine frühe Diagnose sprechen. Denn auch wenn Demenzen nicht heilbar sind, gibt es doch Medikamente, Vitalstoffe und Therapien, die die Symptome und Begleiterscheinungen einer Demenz lindern können. Vereinfacht gesagt: Die Nervenzellen im Gehirn können wir nicht am Absterben hindern. Doch die Auswirkungen auf unseren Geist und unseren Körper können wir zumindest bis zu einem gewissen Grad beeinflussen oder verringern. Welche Möglichkeiten es da gibt, darum geht es jetzt.

1. Medikamente inklusive Ginkgo biloba und Lithium

Es gibt mittlerweile Medikamente, die von der Schulmedizin bei Demenzen eingesetzt werden, vor allem bei der häufig auftretenden Alzheimer-Demenz. Für mich sind das nicht die Mittel der Wahl. Diese Präparate setzen im Gehirn an und wirken auf dort ablaufende Prozesse. Da ist einmal die Gruppe der Acetylcholinesterase-Hemmer, die zugehörigen Medikamente nennen sich Donepezil, Galantamin, Rivastigmin. Wir haben schon gesehen, wie die Gehirnschädigung bei Demenzen ablaufen und wie damit ein Stoff am Ende fehlt: Acetylcholin, der Neurotransmitter, der an Informationsübertragung, Gedächtnisprozessen und dem Erlernen von Inhalten mitwirkt. Die Acetylcholinesterase-Hemmer setzen deswegen an dieser Stelle an und sollen den Acetylcholin-Abbau im Gehirn verhindern und die Acetylcholin-Konzentration erhöhen.

Diese Medikamente wirken bis zu einem gewissen Grad, vor allem in puncto Erinnerungsvermögen und bei leichten und mittleren Graden von Alzheimer-Demenz. Allerdings sprechen nicht alle Menschen auf sie an, und über welchen Zeitraum ihre Wirkung grundsätzlich anhält, ist unklar. Bisher vermutet die Fachwelt eine Wirkungsdauer von einigen Monaten bis zu einem Jahr. Die Schwierigkeit bei der Abschätzung der Wirkungsdauer begründet sich in der Natur der Alzheimer-Demenz: Die Symptome können sich durch ein permanentes Fortschreiten der Erkrankung so verschlechtern, dass die Wirkung nicht mehr wirklich sichtbar ist.[12]

Ein weiteres Medikament nennt sich Memantin. Memantin wird bei mittelschweren und schweren Fällen von Alzheimer-Demenz verschrieben. Das Wirkprinzip ist ähnlich wie bei den Acetylcholinesterase-Hemmern, nur umgekehrt: Anstatt einen »nützlichen« Botenstoff aufrechtzuerhalten, soll Memantin vor einem »schädlichen« Botenstoff schützen. In diesem Fall geht es um Glutamat, das aus geschädigten Nervenzellen freigesetzt wird und dann in einer störenden Dauerstimulation andere Nervenzellen angreift. Memantin soll diese Dauerstimulation eindämmen. Auch bei Memantin sind Metaanalysen zu dem Ergebnis gekommen: Es kann zum Beispiel Alltagstätigkeiten wie Zähneputzen, Anziehen oder die Benutzung öffentlicher Verkehrsmittel etwas länger erhalten. Allerdings gilt auch hier wieder: Memantin wirkt nicht bei allen Menschen und nicht sehr lange; die Rede ist hier ebenfalls von einigen Monaten bis zu einem halben Jahr.

Die prinzipiellen Überlegungen zum Einsatz von Memantin entsprechen im Wesentlichen denen von Acetylcholinesterase-Hemmern, wobei Studien bisher nur eine allenfalls schwache Wirkung bescheinigen. Im Gegensatz zu Acetylcholinesterase-Hemmern ist Memantin nur zur Behandlung der moderaten bis schweren Demenz zugelassen, nicht jedoch bei leichten Formen. Neueste Forschungsergebnisse lassen allerdings den Schluss zu, dass sich Memantin besonders bei moderater Alzheimer-Demenz günstig auf Orientierung und Sprachverständnis der Patienten auswirkt. Selbst bei schwerem Morbus Alzheimer ist Memantin in der Lage, den Verlauf der Krankheit zu verlangsamen und Gedächtnisleistungen zu verbessern.[13]

Aus der Natur übernommen ist die Wirkung des Ginkgo-biloba-Extraktes. Diese Baumart hat sehr patente Blätter, die auch bei Demenzen wirken. Das entsprechende Medikament wird daher empfohlen, wenn erste kognitive Einschränkungen auftreten. Im Herkunftsland des Ginkgo-Baumes, in China, setzte 2016 ein Forscherteam deswegen eine Metaanalyse um. Sie fassten die Erkenntnisse anderer Studien zusammen und fanden heraus, dass es als wissenschaftlich erwiesen gilt, dass der Ginkgo-biloba-Extrakt EGb 761 die kognitiven Symptome und die Lebensqualität von demenziell Erkrankten verbessern kann. Allerdings gelte das nur für sehr hohe Dosen von 240 Milligramm pro Tag. Da Ginkgo biloba in der Regel aber sehr gut verträglich ist, stellt das kein großes Hindernis dar.[14]

Mehr begründete Spekulation als schon belegtes Wissen ist dagegen die Annahme, dass ein spezielles Leichtmetall gegen Demenzen helfen kann: Die Rede ist von Lithium. Dieses wird zum Beispiel bei Menschen als Medikament eingesetzt, die an bipolaren Störungen leiden, also zwischen Manie und Depression schwanken. Mit Lithium können diese Störungen relativ gut eingedämmt werden. Wie genau das Metall das schafft, ist noch immer schwer zu sagen: Auf alle Fälle scheint Lithium in der richtigen Dosierung das Gehirn vor schädlichen Prozessen zu schützen.

Weil die Medizin irgendwann merkte, dass Lithium einnehmende Menschen bessere Gedächtnisleistungen haben und seltener an Demenzen erkranken, kam man auf den Gedanken: Kann Lithium vor Demenzen schützen? Das Metall nehmen wir praktisch tagtäglich in geringen Mengen auf, zum Beispiel durch die Ernährung und das Trinkwasser. Der Däne Lars Kessing schaute sich deswegen einmal die Verteilung von Demenzen in Dänemark an und verglich diese mit dem Lithiumgehalt im Trinkwasser. Dabei stellte Kessing fest: »In Gegenden mit sehr hohen Lithiumkonzentrationen im Trinkwasser erkranken die Menschen tatsächlich seltener an Alzheimer. Allerdings stieg das Demenz-Risiko bei niedrigen Konzentrationen nicht entsprechend an, wie es bei einem ursächlichen Zusammenhang zu erwarten wäre.« Das beweist also nicht, dass Lithium gegen Demenzen helfen könnte. Allerdings rechnete Kessing auch bei allen Demenz-Erkrankten hoch, wie viel Lithium sie im Laufe ihres Lebens aufgenommen haben dürften. Diese Erkenntnis spricht wiederum für Lithium: Die hochgerechnete Einnahme lag bei

Demenz-Erkrankten niedriger als bei gesunden Menschen. Stand jetzt ist es zu früh, daraus deutliche Schlüsse zu ziehen, aber einige Mediziner vermuten, dass Lithium in der Zukunft eine Rolle in der Demenz-Prävention spielen wird.[15]

Ich persönlich »bade« meine Patienten zunächst einmal in Antioxidantien, B-(Nerven-)Vitaminen, essenziellen Amino- und Fettsäuren. Am besten kann ich die erforderliche Dosis natürlich nach vorheriger Messung feststellen.

2. Vitamin B12

Drei bis vier Mikrogramm am Tag ist die Menge an Vitamin B12, die Erwachsene regelmäßig einnehmen sollten, um Mangelerscheinungen wie Blutarmut, Gedächtnisschwäche oder Ermüdung vorzubeugen. B12 ist ein Sammelbegriff für verschiedene chemische Verbindungen, die im Kern aber gleich aufgebaut sind. Für die meisten Menschen ist das mit normaler Ernährung überhaupt kein Problem, Fleisch, Fisch, Milch und Eier liefern B12. Doch eine Risikogruppe gibt es, deren Körper B12 nicht mehr so gut aufnehmen kann: Senioren nehmen in der Regel zu wenig B12 zu sich.

Diese Risikogruppe erhöht damit die Wahrscheinlichkeit, an Demenz zu erkranken: Mittlerweile gibt es Studien, die zeigen, dass B12 wohl die Wahrscheinlichkeit senkt, Demenzen zu entwickeln. Am renommierten Karolinska-Institut in Stockholm hatten sich die Forscher zum Beispiel in den 2000ern insgesamt 271 ältere Menschen ausgesucht, die zum Startzeitpunkt noch keine Demenzen hatten, und ihre Blutwerte genommen. Nach sieben Jahren erhoben sie neue Daten: Die 17 Personen, die im Laufe der Jahre eine Alzheimer-Demenz entwickelt hatten, wiesen dabei zu Studienbeginn deutlich niedrigere Vitamin-B12-Werte als der Durchschnitt auf.

Die Medizin vermutet hinter dieser Beobachtung eine Wechselwirkung des B12 mit einem anderen Stoff: Homocystein. Diese Aminosäure kann in erhöhter Dosis auf Dauer Blutgefäße schädigen und spielt möglicherweise auch beim Absterben von Nervenzellen eine Rolle. Das Vitamin B12 dagegen ist in der Lage, den Homocystein-Spiegel zu senken.[16]

3. Psychosoziale Interventionen: Demenz muss nicht Stillstand bedeuten

Der nun folgende Abschnitt ist der wichtigste Teil dieses Kapitels, vielleicht auch der wichtigste des gesamten Buches, das Sie gerade lesen. Die Überschrift klingt vielleicht ein wenig hochtrabend, aber manchmal ist es schwer, einen guten Überbegriff für viele verschiedene Dinge zu finden: Psychosoziale Interventionen umfassen im Endeffekt alle Behandlungsmöglichkeiten, die nicht mit Medikamenten und Vitalstoffen zu tun haben. Und diese sind so vielfältig wie das Leben selbst: Gedächtnistraining, Bewegung, Musik, Tanzen, Kunst, Riechen, Licht. Es gibt eine ganze Palette an Möglichkeiten, die sich auch nach einer Demenz-Diagnose den Betroffenen und ihrem Umfeld bieten. Bei beginnender Demenz könnten Therapien wie Gedächtnistraining, Ergotherapie und Sport die Lebensqualität der Patienten über Jahre verbessern, betont zum Beispiel Michael Rapp, der Präsident der Deutschen Gesellschaft für Gerontopsychiatrie und -psychotherapie. Schließlich sei genau das ein entscheidendes Kriterium bei einer Demenz-Behandlung: die Lebensqualität.

Daher lautet meine Botschaft in etwa so: Selbst wenn Demenz noch nicht heilbar ist, sollte jeder aktiv werden. Denn man kann immer etwas tun! »Nicht-medikamentöse Ansätze sind aktuell wirkungsvoller als medikamentöse, zumal Medikamente nicht ohne begleitende Aktivierung wirken können. Es hilft nicht, Medikamente zu nehmen und im Sessel darauf zu warten, dass es besser wird. Man sollte das Gehirn fördern und geistig und körperlich aktiv bleiben. Alles, was das Alzheimer-Risiko senkt, ist auch bei der Behandlung hilfreich«, sagt in diesem Zusammenhang auch der Gerontopsychiater Ralf Ihl, der schon lange zur Alzheimer-Demenz forscht. Man kann also immer etwas verbessern. Im Folgenden ein paar weitere Möglichkeiten.[17]

Gedächtnistraining

Das Gedächtnis trainieren, wenn es doch gerade schon abbaut? Das ist nicht widersinnig, sondern genau das richtige Mittel. Das Gehirn ist wie ein Muskel! Und gezieltes Training der grauen Zellen oder geistige Beschäftigung hilft, das Fortschreiten von Demenz zu verlangsamen. Einen eindeutigen Beweis gibt es zwar bisher noch nicht, das heißt, zu 100 Prozent bewiesen ist dieser Umstand nicht. Doch es gibt einige Metastudien, die einen Nutzen bescheinigen. Sodass sich die meisten Wissenschaftler mittlerweile in diesem Punkt einig sind und solche »kognitiven Verfahren« empfehlen. Dabei geht es aber nicht nur um eine Stabilisierung oder Verbesserung der geistigen Fähigkeit, sagt zum Beispiel die Gedächtnistrainerin Andrea Friese vom Bundesverband für Gedächtnistraining. Denn demente Menschen haben zwar irgendwann Probleme mit rational nachvollziehbaren Gedanken, ihre Gefühlswelt ist davon aber unberührt. Ein solches Training kann deswegen die »Sinneswahrnehmungen, die Freude am Miteinander und das Selbstwertgefühl stärken«, sagt Friese.[18]

Wie können solche »Gehirn-Trainings« aussehen und was muss man dabei beachten? Die Übungen sollten für die einzelnen Patienten am besten individuell ausgesucht und an den Alltag angepasst werden, sodass sie damit weder über- noch unterfordert sind. Bei leichten bis mittelschweren kognitiven Störungen kann man zum Beispiel das Sprachvermögen mit Wortsammlungen oder Ergänzung von Redensarten trainieren. Memory-Spiele und Puzzles sind eine gute Konzentrationsübung. Auch Fotos, Bilder und Gegenstände fordern die Patienten zum Erinnern und Erzählen auf, selbst wenn ihnen dafür oftmals die Worte fehlen – sie wecken trotzdem Emotionen.

Bei fortgeschrittener Demenz sollte das Übungsmaterial immer konkreter werden, rät Friese: zum Beispiel Muster legen mit Knöpfen oder Wörter mit Scrabble-Steinen. Auch hier kann mit Material gearbeitet werden, das an die Vergangenheit erinnert: Vorlesen alter

Gedichte und Reime, alte Haushaltsutensilien und alte Fotos, Kleidung oder Dinge zum Anfassen wie Pflanzen, Stroh, Kork oder Rinde.

Gut ist auch, wenn solche Übungen in der Gruppe stattfinden: »Durch ein Training in der Gruppe ergeben sich Gespräche und Diskussionen. Das soziale Miteinander wird gestärkt. Das macht nicht nur Spaß, sondern fördert auch die geistige Fitness«, so Expertin Friese. Zusätzlich fördern kleine körperliche Übungen wie Hand- und Fußbewegungen die Hirndurchblutung und sind deswegen für sie ein »Muss« beim Gedächtnistraining.[19]

Musiktherapie

Musik begleitet uns unser ganzes Leben lang, seit unserer Geburt. Wir singen in der Schule, hören unsere Lieblingslieder an unserem Geburtstag, erinnern uns an den Song, den wir beim ersten Kuss hörten oder der auf unserer Hochzeitsfeier gespielt wurde. Deswegen ist es nicht verwunderlich, dass Musik in uns starke Emotionen und Glücksgefühle hervorrufen kann, uns in vergangene Zeiten versetzt oder Momente noch einmal erleben lässt. Genau diese Prozesse will sich die Medizin auch bei Demenz-Kranken zunutze machen. Mit einer Musiktherapie soll all das gezielt wieder aktiviert werden.

Ein finnisches Wissenschaftlerteam der Universität Helsinki, zusammengesetzt aus verschiedenen Fachrichtungen, untersuchte deswegen, wie sich eigenes Musizieren oder passives Musikhören auf Demenz-Kranke auswirkt. Über zehn Wochen teilten sie 89 Patienten mit leichter und mittelschwerer Demenz in drei Gruppen ein. Die erste Gruppe sang bekannte Songs, machte Stimm- und Bewegungsübungen. Die zweite Gruppe hörte Lieder, erinnerte sich zurück und diskutierte darüber. Die dritte Gruppe war die Kontrollgruppe, die nichts dergleichen tat. Die kognitiven Fähigkeiten, Stimmungen und Lebensqualität der Gruppen wurden vor und nach den zehn Wochen Therapie und noch einmal ein halbes Jahr später untersucht. Das Ergebnis: Sowohl die Sänger- als auch die

Zuhörer-Gruppe verbesserte sich in den Punkten Stimmung, Orientierung, episodisches Gedächtnis, Aufmerksamkeit und generelle geistige Leistungsfähigkeit. Die Forscher schlussfolgerten, dass Musik deswegen in der Demenz-Pflege eingesetzt werden sollte.[20]

»Musik auf Rezept« fordert gar der norwegische Neurowissenschaftler Stefan Kölsch. An der Universität Bergen betreut er derzeit eine Langzeitstudie, die den Einfluss von Musik auf Alzheimer erforscht. Seine Ergebnisse werden 2021 erwartet. Doch schon jetzt empfiehlt Kölsch Pflegenden und Angehörigen, Musik bei Demenz-Kranken gezielt einzusetzen, weil sie stimulierend und kognitiv anregend wirke. Weil aber jeder Mensch seine individuelle Musik-Biografie hat, müsse viel ausprobiert werden. Schließlich soll für den Patienten angenehme Musik, die mit positiven Emotionen verknüpft ist, ausgewählt werden. Also erst einmal zusammentragen, was man über die Musikvorlieben und die Lebensgeschichte des Betroffenen weiß: War er Ballettgänger oder Fan von Gitarrenmusik der 60er-Jahre? Wuchs er auf, als gerade Elvis Presley oder die Beatles ihre Hochzeit hatten?

Mit diesem Sampler sollte man dann mit moderater Lautstärke auf einer Anlage in geschlossenen Räumen beginnen. Aus der Reaktion des Patienten ablesen, ob die Musik etwas hervorruft. Bei positiven Reaktionen kann ähnliche Musik gespielt werden. Außerdem könne man Musikstücke gezielt einsetzen, um Emotionen hervorzurufen: Eine ruhige Ballade für Entspannung, fetzigen Rock'n'Roll für Animation und Bewegung. Auch in Gruppen beobachtet Kölsch bisher gute Ergebnisse, vor allem, wenn die Patienten selbst musizieren: »Musik schafft Identität, Gemeinschaft und Emotion, vor allem in Gruppen.«[21]

Körperliche Aktivität

Wir haben uns schon an anderer Stelle sehr intensiv mit dem Thema Bewegung beschäftigt. Und die Schlussfolgerung dazu war: unbedingt! Es gibt kaum ein besseres Mittel zur Vorbeugung, und was so brillant als Prophylaxe dient, bringt auch während einer Erkrankung Vorteile.

Etwa auf ganz basaler Ebene mithilfe einer Ergotherapie. Bei solchen Therapien geht es darum, die alltäglichen Fähigkeiten des Patienten zu verbessern oder wiederherzustellen. Dafür gibt es eine Mischung aus kognitiver Stimulation (Denk-Herausforderungen) und praktischen Übungen. Das können zum Beispiel Koordinations- und Gleichgewichtsübungen sein, die die Beweglichkeit der Patienten verbessern und Stürzen vorbeugen sollen. In einer deutschen Übersichtsstudie aus dem Jahr 2013 wurde festgestellt, dass solche Ergotherapien auch bei mittelschweren und schweren Demenzen etwas nützen: »Funktions- und Fertigkeitstraining auf einzelne Funktionen bezogen und eingebunden in verschiedenen Aktivitäten wirkt bei dementen Menschen«, schreiben die Autoren Korczak, Habermann und Braz. Durch eine Ergotherapie verbessern sich die Stimmung, das Verhalten und die Lebensqualität der Dementen. Möglicherweise kann ein Gang in ein Pflegeheim so sogar um eineinhalb Jahre verzögert werden.[22]

Etwas sportlicher wird es bei der Behandlung von Begleiterscheinungen der Demenz. Denn viele Demenz-Kranke haben Verhaltensauffälligkeiten wie Aggression, eine gesteigerte Unruhe mit Zittern und Bewegungsdrang oder depressive Störungen. Eine kanadische Forschergruppe wertete 163 Studien mit insgesamt 23 143 Patienten mit Demenz aus, um festzustellen: Hilft bei diesen Begleiterscheinungen körperliche Bewegung und Sport? Auch hier konnten die Wissenschaftler konstatieren: Bewegung ist ein tolles Behandlungsmittel. Zeigten die Patienten zum Beispiel Aggressionen, wirkten Aktivitäten im Freien besser als Medikamente. Bei gesteigerter Unruhe wirkten Körpertherapien besser, als wenn zum Beispiel die Pflegekräfte auf dieses Verhalten gesteigert achteten.[23]

Die mit Abstand spannendste Frage bei diesem Thema ist aber natürlich: Kann Bewegung auch ein Fortschreiten der Demenz verlangsamen, verhindern oder sogar etwas zurückbringen? Hier muss man vorausschicken, dass die Studienlage noch dünn ist. Allerdings gibt es seriöse Forscher, die mittlerweile überzeugt sind, dass Sport eine Demenz verlangsamen kann. »Unsere Daten zeigen ganz klar, dass sich mit der Verbesserung der körperlichen Fitness auch die geistige Fitness verbessert«, sagt zum Beispiel Stefan Schneider, Professor an der Deutschen Sporthochschule in Köln. Dort betreut Schneider das Projekt »DenkSport«, bei dem ältere Menschen, die zuvor nicht aktiv waren und sich im Frühstadium einer Demenz befinden, ein Jahr lang unter Aufsicht trainiert werden: Sie joggen, walken, machen Aquafitness oder Kraft- und Koordinationstraining. Das Fortschreiten der Demenz wird durch Tests überwacht. Zum Vergleich der Ergebnisse gibt es zwei Kontrollgruppen, die keinen Sport treiben. Die bisherigen Ergebnisse sind ermutigend, hängen allerdings von der Häufigkeit des Sports ab: Wer mindestens zwei Mal pro Woche trainierte, verbesserte seine Fitness, Lebensqualität und schlussendlich seine geistige Leistungsfähigkeit deutlich. Bei einmal Sport pro Woche hielten die Teilnehmer zumindest ihr Niveau.[24]

Gespannt sein darf man auch auf eine besonders lang angelegte Untersuchung mit vielen Probanden. In Finnland läuft derzeit die sogenannte FINGER-Studie (Finnish Geriatric Intervention Study to Prevent Cognitive Impairment and Disability). Sie untersucht die Wirksamkeit von Bewegung und Sport sowie den Einfluss einer gesunden Ernährung. In der ersten Phase wurden mehr als 1200 Teilnehmer zwischen 60 und 77 Jahren zwei Jahre lang begleitet, die mit Sport und gesunder Ernährung ihr Demenz-Risiko senken konnten. Doch die entscheidende Frage, die jetzt auch die Forscher umtreibt: Helfen solche Interventionen auch Menschen, deren Gehirn durch eine Demenz bereits geschädigt ist? Kann ein gesunder Lebensstil zum Beispiel typische Alzheimer-Anzeichen im Gehirn verhindern, wie abgestorbene Nervenverbindungen? Deswegen wurde die Studie noch einmal um sieben Jahre verlängert. Mitte der 2020er-Jahre stehen die Forschungsergebnisse fest.[25]

Der praktische Umgang mit Betroffenen im Alltag

Das Leben geht nach einer Diagnose weiter, weil es immer weitergeht, manchmal beschwerlicher, manchmal genauso schön oder schöner. Schlicht anders. Anders als vorher, und dieses Anders muss neu angenommen, neu eingeübt und neu erarbeitet werden. Nicht alles dabei müssen Angehörige und Freunde alleine schaffen, es gibt Hilfen und Beratung und auch Trost. Doch einiges gilt es anzugehen. Dazu gehören ganz praktische Dinge wie Unterschriften auf Formularen, aber auch andere Verhaltensweisen, auf die Sie sich einstellen sollten.

Eine Welt schaffen, in der Demenz Platz hat

Demenz geht, wie wir alle wissen, mit »Veränderungen« einher. Unsere Welt besteht aus viel Alltag, kleinen Dingen und Handgriffen, die wir regelmäßig tun, und dabei unterlaufen Betroffenen Fehler: Sie besorgen das Falsche, verlegen Schlüssel, räumen Teller falsch ein … Die Folgen, die diese kleinen Fehler nach sich ziehen, sind oftmals nicht gravierend. Vieles ist ärgerlich, aber im Prinzip ist es unnötig, einen Demenz-Kranken damit zu konfrontieren. Im Gegenteil, schließlich gilt es, eine positive, ermutigende und mitunter fordernde Haltung einzunehmen. Wie ein Coach, der es mit seinem Gegenüber gut meint und will, dass er sein Potenzial, das er immer noch besitzt, ebenso wie seine Bedürfnisse lebt! Allerdings gibt es auch Situationen, in denen Betroffene sich oder andere gefährden können. Beim Autofahren, aber auch bei Finanzgeschäften oder bei der Einnahme von Medikamenten, die sie selbst nicht mehr leisten können.

Niemand lässt sich gerne Kompetenzen abnehmen, weil er nicht mehr leistungsfähig genug ist. Das sollten Sie sehr behutsam angehen. Grundsätzlich sollten Sie im Miteinander darauf achten, dass Argumente keine Schuldzuweisungen sind, sondern einfühlsam und wertschätzend formuliert werden. Hilft das nicht mehr, müssen Betroffene mit Diplomatie und kleinen Tricks vor sich selbst geschützt werden: etwa, dass man sie als General bezeichnet, wenn sie wieder mit dem Messer fuchteln, das man ihnen lächelnd aus der Hand nimmt. Oder man sagt ihnen, dass das Auto in der Reparatur oder nicht mehr durch den TÜV gekommen ist.

Bei Honig im Kopf verlieren Patienten nach und nach Stücke ihrer bekannten Welt. Das verunsichert sie, erzeugt Angst und Druck. Angehörige und Freunde können ihnen Sicherheit geben, indem sie ihnen vermitteln: Wir sind für dich da, wir schätzen und lieben dich, auch wenn mal etwas schiefläuft. Lassen Sie Ihrem Gegenüber auch seine Wahrnehmung. Ein Beispiel: Der demenziell Erkrankte fragt etwa in einem fortgeschritteneren Stadium seiner Erkrankung, nachdem er zu Mittag gegessen hat, wo das Essen bleibt. Er kann sich nicht erinnern, schon gegessen zu haben. Doch statt ihn zu berichtigen, fragen Sie ihn einfach, was er möchte.

Es ist wichtig, die Welt, in der er lebt, zu akzeptieren. Gleichzeitig gibt es immer wieder lichte Momente, in denen er wie früher Zusammenhänge glasklar erkennen und zuordnen kann. Gerade auch bei fortgeschrittener Demenz.

Stimmungsschwankungen bis hin zu Aggressionen sind ebenfalls Kennzeichen von Demenzen. Das ist gerade für Angehörige nicht immer leicht zu ertragen, auch weil sie möglicherweise Beleidigungen oder falsche Beschuldigungen einstecken müssen. Hier kann Ihnen vielleicht folgender Gedanke zu mehr Gelassenheit verhelfen: »Das war nicht derjenige, den ich kenne, da hat gerade die Krankheit gesprochen.« Oder »...ein Hund gebellt«.

Niemand ist alleine: Hilfe holen

Wir leben in einer solidarischen Gesellschaft, die Menschen unterstützt, sich mit und in schwierigen Lebenssituationen zurechtzufinden. Keiner ist alleine. Deswegen sollten Pflegende ruhigen Gewissens nach Hilfe suchen und diese auch selbstbewusst annehmen. Ganz grundsätzlich gibt es da die Leistungen der Pflegeversicherung. Sie beantragt man bei der Krankenkasse. Rechtsanspruch haben Sie auch auf eine Pflegeberatung zu Hause. Dabei wird beispielsweise der Pflegegrad der pflegebedürftigen Person ermittelt. Dieser richtet sich danach, wie viel ihres täglichen Lebens sie noch selbst bewältigen kann. Im niedrigsten Pflegegrad, der normalerweise bei einer Demenz-Diagnose sehr schnell anerkannt wird, sind das zum Beispiel 316 Euro Pflegegeld, wenn Angehörige zu Hause die Pflege übernehmen. Wenn ein professioneller, ambulanter Pflegedienst Aufgaben übernimmt, etwa das Frühstück bringt oder beim Anziehen hilft, gibt es dafür ebenfalls Zuschüsse.

Experten raten den Pflegenden auch immer wieder dazu, sich in ein Betreuungsnetzwerk einzugliedern oder selbst eines zu bilden. Das kann ganz einfach die Absprache mit den Eltern, den Geschwistern oder Freunden sein: Wer hat am Wochenende Zeit? Wer plant den Feiertag mit dem Betroffenen vor? Das hilft dabei, regelmäßige Auszeiten für Pflegende zu ermöglichen, die diese brauchen. Auch Urlaub sollte für die nächsten Jahre nicht tabu sein: Große Wohlfahrtsorganisationen bieten Urlaubsangebote mit Betreuungsmöglichkeiten an. Gleichzeitig haben Pflegende gesetzlich Anspruch auf Tagespflege. Dazu bringen sie den zu Pflegenden in eine spezielle Einrichtung, in der er oder sie professionell betreut wird, während der Angehörige wichtige Besorgungen macht, einkaufen geht oder sich auch ein paar Tage erholt, um den zum Teil sehr fordernden gemeinsamen Alltag zu bewältigen.

Rechtliche Dinge regeln

Tritt bei einem Ihrer Angehörigen oder bei Ihnen selbst Demenz auf, ist es von Vorteil, schon früh an rechtliche Dinge zu denken. Es gibt Anekdoten von Großeltern, die ihren Namen auf ein Dokument setzen sollten, sich aber nur noch an den Vornamen erinnerten. Diese belastende Situation kann man vermeiden, wenn schon alles geklärt ist, solange der Betroffene noch frei entscheiden kann: Die wichtigsten rechtlichen Dokumente hierfür sind eine Vorsorgevollmacht und eine Patientenverfügung. An diese sollte jeder eigentlich schon in frühen Jahren denken, schließlich weiß man nie, wie das Leben so spielt.

Mit einer Vorsorgevollmacht kann jeder einen anderen Menschen bestimmen, der im Ernstfall, bei Verlust der körperlichen oder geistigen Fähigkeiten, in allen rechtlichen und privaten Angelegenheiten entscheidet. In einer Patientenverfügung regelt man die medizinische Behandlung und kann so festlegen, was im Notfall passieren soll. So kann man frühzeitig – und nicht erst, wenn es zu spät ist – erklären, wem man sein Vertrauen schenkt, und damit viele Unklarheiten vermeiden. Im Ernstfall weiß das Umfeld genau, was zu tun ist, weil der Betroffene seinen Willen rechtlich wasserdicht dargelegt hat. Demenziell Erkrankte ohne nahe Angehörige können dadurch vermeiden, dass ein Gericht einen fremden Betreuer beruft, der sich um ihre Angelegenheiten kümmert.

Raum für Trauer, Wut und eigene Interessen

Nicht zu unterschätzen sind oftmals auch die überwältigenden Gefühle, die mit dieser Erkrankung einhergehen: Kein Mensch muss und kann mit dieser Situation und mit Demenz immer stark und souverän umgehen. Es ist genauso wichtig, negativen Gefühlen Raum zu geben – Wut, Trauer, Angst und Zorn. Das schafft Luft. Gleichzeitig kann es entlastend und befreiend sein, mit anderen über diese Emotionen zu reden. Ebenso sollte man die eigenen Interessen, Aktivitäten und Kontakte nicht vernachlässigen. Nur wer Dinge in seinem Leben hat, die ihm selbst Kraft und Energie schenken, kann für andere da sein. Das gilt für Angehörige sowie für Betroffene selbst. Sie immer wieder zu fordern und zu fördern ist so wichtig, weil mit jeder Tätigkeit das Problemlöseorgan aktiviert wird, sie sich als Teil der Gesellschaft und nicht wegen ihrer Erkrankung ausgeschlossen fühlen.[26]

Um das zu gewährleisten, hat beispielsweise die Bundesregierung zusammen mit mehr als 50 medizinischen oder kommunalen

Verbänden im Herbst 2020 eine »Nationale Demenzstrategie« vorgelegt. Darin ist die Beratung des einzelnen Bürgers ein wichtiger Punkt, aber auch die demenzfreundliche Umgestaltung der Krankenhausversorgung. So sollen demenziell Erkrankte in Zukunft auf Wegen innerhalb des Krankenhauses begleitet und Wartezeiten für sie vermieden werden.[27]

Menschen mit Demenz am Leben teilhaben lassen

Abseits dieser nationalen Strategie ist jeder Einzelne von uns gefragt. Etwa wenn wir mit folgenden Alltagssituationen konfrontiert werden: Ein Mann isst in einem Restaurant auf einmal mit den Fingern oder legt sein Gebiss auf den Teller. Eine sichtbar verwirrte Frau steigt in die U-Bahn ein. Die befreundete Familie sagt den Geburtstag ab, weil sie niemanden hat, der die Pflege der Großmutter übernehmen kann. Interaktion mit demenzkranken Menschen kann uns immer und überall begegnen, als Außenstehender oder Beteiligter. Doch statt sie aus dem täglichen Leben auszuklammern und wegzusehen, sollten wir lernen, gut damit umzugehen.

Der Experte Hans-Dieter Mückschel, der pflegende Angehörige berät, sagt zum Beispiel: »Im Grunde sollten wir nach Normalisierung streben.« Demenz ist zwar eine Erschwernis, aber das bedeutet nicht, dass damit kein »normales« Leben mehr stattfinden kann. Genau wie Menschen mit einer Sehbehinderung oder Menschen im Rollstuhl haben auch Menschen mit Demenz ein Recht auf soziale Teilhabe, so Mückschel. Das hat einen simplen Grund: Obwohl sie sich vielleicht irgendwann nicht mehr artikulieren können oder kein rationales Gespräch mehr möglich ist, verspüren Demenz-Kranke genauso Freude, Aufregung, Spaß und andere Emotionen. Stärker oft als gesunde Menschen, und agieren sie ehrlicher aus. Schließlich ist die Seele, die Persönlichkeit immer noch vorhanden, nur nicht mehr so gut sichtbar.

Der Umgang mit ihnen verlangt von uns vor allem eins: Verständnis. Verständnis für sie und ihre Erkrankung. Aber auch der Betroffene muss Verständnis aufbringen, in Gesprächen mit Angehörigen klären, was er braucht, und es für sich und seine Bedürfnisse einfordern. Natürlich sollte er vielleicht nicht mehr alleine Auto fahren. Aber wieso nicht in seinem Chor singen, seine Freunde sehen oder mit ins Café oder auf die Familienfeier gehen? Das ist sehr wichtig und hilft ihm oder ihr, geistig nicht noch mehr abzubauen. Wird dann eine Tasse Tee verschüttet, dann sehen wir beispielsweise bei Kindern darüber hinweg und putzen den Fleck auf. Genauso sollten wir es auch bei demenziell Erkrankten handhaben.

Natürlich kann man nicht jedem Gast in einem Restaurant erklären, warum man als Frau vielleicht gerade seinen Mann auf die Toilette begleitet. Aber in einem solchen Fall helfen beispielsweise vorgedruckte Karten (erhältlich bei Fachorganisationen). Darauf steht etwa der Satz: »Mein Mann hat Demenz und verhält sich manchmal anders. Ich bitte um Verständnis.« Kommunikation in der Öffentlichkeit ist wie beim Umgang mit Demenz im engen Kreis enorm wichtig. Und: Wüssten andere Bescheid, seien sie auch bereit, mehr Geduld aufzubringen, so Fachmann Mückschel.

Um Menschen frühzeitig für das Thema zu sensibilisieren, bieten beispielsweise die Malteser in München und Freising Kurse für Junior-Demenzbegleiter an. Jugendliche von 14 bis 18 Jahren beschäftigen sich darin mit den Grundlagen zur Demenz, mit Fragen zu Nähe, Distanz, zu Aktivitäten der Betroffenen oder zur Biografiearbeit, ebenso wie mit Leben und Tod. Mit dem Ziel, Einsamkeit und Isolation zu durchbrechen und generationenübergreifend eine Brücke zwischen Alt und Jung zu schlagen. Um Betroffenen sowie deren Angehörigen zu mehr Lebensqualität zu verhelfen.[28]

Grundsätzlich ist mit Demenz viel mehr möglich, als man denkt. Daher ist Teilhabe so zentral, auch weil sie dem Betroffenen Lebenssinn und Lust aufs Leben schenkt. Wir Menschen sind soziale Wesen, und ein Kappen sozialer Bindungen empfinden wir als Schmerz, wir sprachen bereits darüber. So ist es nicht erstaunlich, dass die kanadische Psychologin Susan Pinker vor allem auf soziale Integration und enge Beziehungen als wichtigste Kriterien für ein langes Leben in ihrem Ted-Talk hinweist: Sie würden für starkes Wohlgefühl sorgen. Deswegen sind Geburtstage, Feiern oder Ehrungen für dementiell Erkrankte sehr wichtig. Selbst wenn sie anders ablaufen als gedacht. Vielleicht muss der Erkrankte die Veranstaltung abrupt verlassen, weil es gerade das Beste für ihn ist. Das nimmt dem Ganzen aber nicht die Notwendigkeit. Denn würde er gar nicht teilnehmen, sondern alleine zu Hause sitzen, würde das wiederum Einsamkeitsgefühle begünstigen und damit ein schnelleres Fortschreiten der Demenz.[29]

Neue Hilfen für den Alltag

Um den Alltag leichter zu gestalten, helfen technologische Errungenschaften wie Sensortechnik: Intelligente Tür- und Beleuchtungssysteme sorgen dafür, dass man im Dunkeln nicht nach einem Schalter suchen muss. Auch Rollläden können sich so selbsttätig öffnen und schließen, und Sensoren am Boden erkennen, wenn jemand gestürzt ist und können Personen benachrichtigen, die im System hinterlegt sind.[30]

Auch die Mobilität von Menschen mit geistigen Einschränkungen zu überwachen ist mit neuen Technologien möglich, da viele von ihnen einen sogenannten Weglauf-Drang haben, der eigentlich ein Hinlauf-Drang ist. Das heißt, sie entfernen sich ohne erkennbaren Grund von ihrem aktuellen Aufenthaltsort. Was wir als Weglaufen empfinden, ist für sie eher eine Suche oder ein Impuls, einen anderen bekannten Ort aufzusuchen, den sie mit guten Gefühlen verbinden. Etwa die Stammkneipe, das frühere Wohnhaus der Eltern oder des Ehepartners. Tracking-Systeme können helfen, ihren Standort zu bestimmen, und es gibt sie zuhauf. GPS-Sender sind heute so klein, dass sie selbst in Armbanduhren verbaut werden können.

Ist der demenziell Erkrankte nicht mehr gut zu Fuß unterwegs und hat dennoch einen großen Bewegungsdrang, wenden Pflegeeinrichtungen einen Trick an. Sie gestalten den Weg im Garten wie eine liegende Acht, auf der kann der Betroffene laufen – solange er will. Wichtig dabei sei, dass der Weg eben wäre, denn jedes Hindernis könne bei manchen Patienten einen Wutanfall auslösen. Aus diesem Grund haben Heime oftmals auch alle Spiegel abgehängt, selbst im Fahrstuhl. Da das Gesicht eines vermeintlich anderen, das den Erkrankten daraus anblickt, diesen verärgern kann.[31]

Ob allerdings ein kleiner Roboter Stress reduziert, ist fraglich. Aus diesem Grund nämlich wurde die futuristische Pflege-Robbe »Paro« entwickelt. Sie ist einem Therapie-Tier nachempfunden und kann mithilfe von Sensoren hören, die Position aufnehmen, tasten, Licht sehen und eine Robben-Stimme nachahmen. Außerdem Gefühle durch Bewegungen und den Gesichtsausdruck darstellen. Daher wird »Paro« zum Beispiel eingesetzt, um demenziell Erkrankte bei medizinischen Untersuchungen in fremder Umgebung zu beruhigen, um mit ihrer Unterstützung leichter Blut abzunehmen oder eine Infusion zu setzen.

Bei all diesen digitalen Hilfen aber ist es wichtig, vor dem Einsatz zu reflektieren: Möchten die Betroffenen das überhaupt? Wie viel ist notwendig, wie viel ist zu viel? Natürlich kann es praktisch sein, den verschollenen Patienten per GPS orten zu können. Doch solche Systeme, genau wie Kameras oder andere Überwachungen, greifen tief in die Privatsphäre des Betroffenen ein. Selbst wenn sie der Pflege bedürfen, haben Demenz-Patienten ein Recht auf Schutz wie alle anderen auch.

Neben all dieser technischen Errungenschaften nehmen sogenannte back-to-the-roots Demenz-Bauernhöfe immer mehr zu. Diese Einrichtungen gibt es in Österreich, in Holland und in Deutschland, und dort können demenziell Erkrankte mit Unterstützung speziell ausgebildeter Bauersleute gärtnern und deren Hoftiere füttern. Dass gerade Tiere Menschen mit gehirnorganischen

Störungen aufblühen lassen, ist bekannt. Sie bringen Leichtigkeit, Freude und kognitive Stimulation in ihren Alltag, weil sie auf einer nonverbalen Ebene mit ihnen in Kontakt treten, weil die Menschen sie berühren, streicheln und füttern können. Das würde ihnen Nähe, Wärme, Anerkennung und Sinnhaftigkeit geben. Ebenso wie eine Aufgabe, die sie auf den Höfen übernähmen, wenn sie die Tiere fütterten, das wirke sich sehr positiv aus, bestätigt auch Nicole Prop von Green Care Österreich. Auch in den Pflegeeinrichtungen von BeneVit ist das ein Thema. Schließlich sind demenziell Erkrankte sehr wohl in der Lage, Wäsche zusammenzulegen, zu bügeln oder Gemüse zu schnippeln – kleine Tätigkeiten auszuführen, die ihnen Freude bereiten und das Gefühl geben, gebraucht zu werden. Und mit jedem Handgriff erobern sie sich Selbstwert und geistige Kompetenz zurück, statt abgeschoben im Sessel ihr Dasein zu fristen.

Rührend anzusehen ist für mich ein Video, welches sich jeder im Netz anschauen kann und sollte.[32] Und zwar handelt es sich um eine Alzheimer-Patientin, die ehemalige Primaballerina Marta C Gonzalez, die zur Musik von Tschaikowskis »Schwanensee« wieder zu ganz neuem Leben erwacht und die Musik fühlt, zu der sie vor langer Zeit auf den Weltbühnen tanzte. Ich muss gestehen, dass ich bei diesem Video immer wieder eine Träne wegdrücken muss. Schön zu sehen ist auch, wie liebevoll sich ihr Pfleger um sie kümmert. Darum mein Appell: Kümmern wir uns um die Alten, bevor sie erkalten!

Und: Trauen Sie demenziell Erkrankten etwas zu! Sie werden sehen, wie diese aufblühen. Denn einen Beitrag zu leisten, ist bis zum Schluss von entscheidender Bedeutung. Für jeden Menschen. Auch für demenziell Erkrankte. Geben Sie ihnen diese Chance, fordern Sie sie heraus – auch wenn Dinge länger dauern, nicht gleich auf Anhieb funktionieren und vielleicht Ihres ermunternden Zuredens bedürfen.

Das ist sicherlich auch für Sie ein schöner Erfolg! Selbst wenn diese Haltung Ihnen im Alltag viel Kraft, Gelassenheit und Humor abverlangt. Daher: Bitte schauen Sie auch auf sich, um chronischen

Stress zu vermeiden, Sie wissen – wenn Sie Kapitel 2 gelesen haben – warum. Nehmen Sie Ihre Bedürfnisse ernst und Auszeiten wahr. Gerade wenn Sie einen dementen Menschen und lieben Angehörigen pflegen! Achten Sie auf sich und bauen Sie vor! Schließlich ist das Gehirn ein wundervoller Muskel, der in die verschiedensten Richtungen trainiert werden kann und will – egal ob kognitiv, emotional, numerisch ... Und: Viel Denken schützt vor Degeneration. Gleichzeitig verringert es schädliche Eiweißablagerungen, während die richtige Ernährung, Bewegung, Entspannung und Wohlbefinden die Durchblutung im Oberstübchen positiv beeinflussen ebenso wie den Energiestoffwechsel und Entzündungsprozesse. Das verhindert, dass das Gehirn seinen Verstand verliert.

Quellenangabe

EINFÜHRUNG

1 »Profound degeneration of wake-promoting neurons in Alzheimer's disease«, in: *Alzheimer's and Dementia* 5 (10) August 2019, Jun Oh u.a. www.researchgate.net
2 Spitzer, Manfred, Herschkowitz, Norbert: *Wie wir denken und lernen,* mvgverlag, 2020, S. 115
3 May, Nina: »Die Schattenseiten der digitalen Welt«, in: *Allgemeine Deutsche Zeitung,* 22.3.2020.
4 Hackenbroch, Veronika: »Neue Hoffnung im Kampf gegen Alzheimer«, in: *Spiegel,* 19.1.2018
5 ebenda
6 Lancet Demenz Report 2017

KAPITEL 1

1 www.mpg.de/gehirn; www.mpg.de/11481822/synaptische-verschaltung-grosshirnrinde
2 Rohde, Sven: »Kontrabass müsste man können!«, in: *Psychologie heute,* 14.3. 2018
3 Funktionsweise Gehirn: www.mpg.de/gehirn; www.neuroschool-tuebingen-schuelerlabor.de/fileadmin/user_upload/Dokumente/lab/Das_Gehirn.pdf
4 www.aerzteblatt.de/nachrichten/109460/Deutliche-Zunahme-an-Demenzkranken-in-Deutschland-und-Europa-erwartet (Anzahl Demenzkranke); www.deutsche-alzheimer.de/fileadmin/alz/pdf/factsheets/infoblatt1_haeufigkeit_demenzerkrankungen_dalzg.pdf (Anzahl Demenzkranke)
5 www.destatis.de
6 www.pkv-institut.de/news/stressmanagement-stress-macht-vergesslich-und-krank/ (Warum macht Stress vergesslich?); www.aerztezeitung.de/

Medizin/Viel-Stress-laesst-womoeglich-Hirn-schrumpfen-227364.html (Cortisol/Stress)

7 www.deutsche-alzheimer.de/fileadmin/alz/pdf/factsheets/infoblatt1_haeufigkeit_demenzerkrankungen_dalzg.pdf

8 Förstl, Hans (Hrsg.): *Demenzen in Theorie und Praxis.* 3., aktualisierte und überarbeitete Auflage. Springer, Berlin–Heidelberg 2011, S. 7ff.

9 Förstl, Hans (Hrsg.): *Demenzen in Theorie und Praxis.* 3., aktualisierte und überarbeitete Auflage. Springer, Berlin–Heidelberg 2011, S. 4ff.

10 Meyer, Günther (2014): *Das Krankheitskonzept Demenz in der Medizin der deutschen Romantik,* Düsseldorf. S. 38ff.

11 Jessen, Frank: *Handbuch Alzheimer-Krankheit: Grundlagen – Diagnostik – Therapie – Versorgung – Prävention,* De Gruyter, Berlin 2018, S. 1–9

12 ebenda

13 www.alzheimer-forschung.de/alzheimer/wasistalzheimer/geschichte-alzheimer-krankheit/

14 www.klinikum.uni-muenchen.de/Klinik-und-Poliklinik-fuer-Psychiatrie-und-Psychotherapie/de/ueber_uns/historie/alzheimer/index.html

15 Jessen, Frank: *Handbuch Alzheimer-Krankheit: Grundlagen – Diagnostik – Therapie – Versorgung – Prävention,* De Gruyter, Berlin 2018, S. 1–9

16 ebenda; www.klinikum.uni-muenchen.de/Klinik-und-Poliklinik-fuer-Psychiatrie-und-Psychotherapie/de/ueber_uns/historie/kraepelin/index.html; www.ncbi.nlm.nih.gov/pmc/articles/PMC2668940/.

17 Pantel, Johannes: »Alzheimer-Demenz von Auguste Deter bis heute«, in: *Zeitschrift für Gerontologie und Geriatrie* (50), 2017, S. 576–587

18 kda.de/ueber-das-kda/die-geschichte-des-kda/

19 Mayer, Kurt-Martin: »Die Pille gegen Alzheimer wirkt«, in: *Fokus,* 36/2016, S. 88

20 www.gesundheitsindustrie-bw.de/fachbeitrag/aktuell/zur-physiologischen-bedeutung-des-alzheimer-proteins

21 www.aerztezeitung.de/Medizin/Demenz-ist-Haupttodesursache-bei-Down-Syndrom-226936.html)

22 www.spiegel.de/wissenschaft/alzheimer-forschung-macht-hoffnung-a-00000000-0002-0001-0000-000155351716

23 Jessen, Frank: *Handbuch Alzheimer-Krankheit: Grundlagen – Diagnostik – Therapie – Versorgung – Prävention,* De Gruyter, Berlin 2018, S. 35–63. | Förstl, Hans (Hrsg.): *Demenzen in Theorie und Praxis.* 3., aktualisierte und überarbeitete Auflage. Springer, Berlin–Heidelberg 2011, S. 47–73

24 www.dasgehirn.info/krankheiten/morbus-alzheimer/ich-bin-ueberzeugt-davon-dass-es-klappen-wird (Interview Christian Haass)

25 Förstl, Hans (Hrsg.): *Demenzen in Theorie und Praxis.* 3., aktualisierte und überarbeitete Auflage. Springer, Berlin–Heidelberg 2011, S. 47–73

26 www.aerzteblatt.de/archiv/160856/Fruehdiagnose-des-Morbus-Alzheimer-Amyloid-Bildgebung-Reif-fuer-die-Routine; Verf. unbekannt: »Jahre vor den ersten Symptomen – Bluttest erkennt Warnzeichen für Alzheimer«, in: *Der Spiegel,* 6.8.2019

27 www.deutsche-diabetes-gesellschaft.de/fileadmin/Redakteur/Stellungnahmen/Gesundheitspolitik/20181114gesundheits-bericht_2019.pdf

28 www.aerzteblatt.de/archiv/193950/Diabetes-und-Kognition-Praedisposition-zur-Demenz

29 www.diabetes-ratgeber.net/Diabetes-Typ-2

30 www.deutsche-alzheimer.de/unser-service/archiv-alzheimer-info/diabetes-und-demenz.html

31 Förstl, Hans (Hrsg.): *Demenzen in Theorie und Praxis.* 3., aktualisierte und überarbeitete Auflage. Springer, Berlin–Heidelberg 2011, S. 118–132.

32 www.aerztezeitung.de/Medizin/Mit-70-Jahren-werden-Parkinsonpatienten-im-Schnitt-demenzkrank-364427.html; Hely MA, Reid WG, Adena MA, Halliday GM, Morris JG (2008): The Sydney multicenter study of Parkinson's disease: the inevitability of dementia at 20 years. Mov Disord.23(6), S. 837–844). Abrufbar unter: https://pubmed.ncbi.nlm.nih.gov/18307261/ (Parkinson-Studie Australien)

33 www.aerztezeitung.de/Medizin/Viel-Stress-laesst-womoeglich-Hirn-schrumpfen-227364.html; www.nar.uni-heidelberg.de/md/nar/medien/pdfs/presse/2011/sovd_07_2011.pdf; www.thieme.de/de/neurologie/ist-emotionaler-stress-ein-ausloeser-des-alzheimer-49922.htm; neurolab.eu/wp-content/uploads/Chronischer_Stress.pdf

34 Johansson L, Guo X, Hällström T, et al: »Common psycho-social stressors in middle-aged women related to longstanding distress and increased risk of Alzheimer's disease: a 38-year longitudinal population study«, *BMJ Open* 2013, 3: e00314. Abrufbar unter: bmjopen.bmj.com/content/3/9/e003142; https://www.aerztezeitung.de/Medizin/Stress-naehrt-Demenz-270426.html

35 Wilson RS, Krueger KR, Arnold SE, et al.: »Loneliness and Risk of Alzheimer Disease«, in: Arch Gen Psychiatry 2007, 64 (2), S. 234–240. Abrufbar unter: jamanetwork.com/journals/jamapsychiatry/fullarticle/482179)

36 ebenda; (Czichos, Joachim: »Gefühl der Einsamkeit – ein früher Vorbote der Altersdemenz« in: *Wissenschaft aktuell,* 3.11.2016; uberpsychology.com/surprising-risk-factor

37 Saczynski, J. S., Beiser, A., Seshadri, S., Auerbach, S., Wolf, P. A., & Au, R. (2010). Depressive symptoms and risk of dementia: the Framingham Heart Study. Neurology, 75 (1), S. 35–41. Abrufbar unter: www.ncbi.nlm.nih.gov/pmc/articles/PMC2906404; www.aerztliches-journal.de/medizin/psychiatrie/demenz/depression-und-demenz-eine-komplizierte-beziehung/1db97800a45e2dfa1300f71d60e4b4ed/
38 Davis DA, Mondo K, Stern E, Annor AK, Murch SJ, Coyne TM, et al. (2019): Cyanobacterial neurotoxin BMAA and brain pathology in stranded dolphins. In: PLoS ONE 14 (3): e0213346. Abrufbar unter: journals.plos.org/plosone/article?id=10.1371/journal.pone.0213346)
39 www.sueddeutsche.de/wissen/algen-vermehren-sich-explosionsartig-in-seen-1.4641820
40 www.umweltbundesamt.de/sites/default/files/medien/4640/dokumente/pmfaq.pdf; www.umweltbundesamt.de/themen/luft/luftschadstoffe/feinstaub
41 www.umweltbundesamt.de/daten/umwelt-gesundheit/gesundheitsrisiken-durch-feinstaub#ergebnisse
42 Carey IM, Anderson HR, Atkinson RW, et al. (2018): Are noise and air pollution related to the incidence of dementia? A cohort study in London, England. In: BMJ Open 8:e022404. Abrufbar unter: bmjopen.bmj.com/content/8/9/e022404
43 Calderón-Garcidueñas, L. et al. (2018): Hallmarks of Alzheimer disease are evolving relentlessly in Metropolitan Mexico City infants, children and young adults. APOE4 carriers have higher suicide risk and higher odds of reaching NFT stage V at ≤40 years of age. In: Environmental Research 164, pp. 475–487. (Mexiko-City-Studie 2018)
44 Schwarzinger, Michael et al. (2018): Contribution of alcohol use disorders to the burden of dementia in France 2008–13: a nationwide retrospective cohort study. In: The Lancet, Volume 3, ISSUE 3, e124-e132. Abrufbar unter: www.thelancet.com/journals/lanpub/article/PIIS2468-2667(18)30022-7/fulltext#articleInformation)
45 www.kenn-dein-limit.de/alkohol/risikoarmer-alkoholkonsum/

KAPITEL 2

1 Spitzer, Manfred: *Wie wir denken lernen,* mvgverlag, München 2020, S. 117, 118
2 Ackermann, Susanne: »Bewegt euch!«, in: *Psychologie heute,* 10/2017, S. 60/61
3 www.amjmed.com/article/S0002-9343(18)30643-0/fulltext; kompetenz-statt-demenz.de/langfristige-gesunde-ernaehrung-kann-das-gedaechtnis-bewahren/

4 kompetenz-statt-demenz.de/langfristige-gesunde-ernaehrung-kann-das-gedaechtnis-bewahren/
5 ebenda
6 www.wegweiser-demenz.de
7 Statista, 2017/18
8 https://nahrungsmittelindustrie.blogspot.com/2011/08/was-ist-mais-sirup.html; www.utopia.de/ratgeber/versteckter-zucker-in-lebensmitteln-zuckerfallen
9 Grady, Denise: »Link beetween Diabetes and Alzheimer Deepens«, in: *The New York Times,* 17.7.2006
10 Herzner, Simone: »Was sind eigentlich Kohlenhydrate?«, in: *Apotheken Umschau,* 23.3.2015
11 Spitzbart, Dr. Michael: *Schutz vor Krebs,* Scorpio, München 2018
12 Zentrum der Gesundheit, Beitrag vom 3.8.2020
13 www.wegweiser-demenz.de/informationen/medizinischer-hintergrund-demenz/vorbeugung-und-praevention/ernaehrung.html
14 www.zentrum-der-gesundheit.de/leinoel.html#ixzz4r49UEltR
15 www.praxisvita.de/altersdemenz-vorbeugen-7-tipps-gegen-das-vergessen-240.html
16 Verf. unbekannt: »Essen gegen Demenz – 20 Lebensmittel, die helfen und 9, die schaden«, in: *Fokus,* 19.7.2020
17 Zentrum der Gesundheit, 18.7.2020
18 ebenda
19 Rehberg, Carina: »Süßholz: Natürliches Heilmittel so süß wie Lakritz«, Zentrum der Gesundheit, 30.6.2020
20 »Folsäure verringert Risiko von Demenz und Alzheimer«, Vitamine-ratgeber.com
21 www.focus.de/gesundheit/gesundleben/fitness/laufen/tid-25568/titel-gesund-und-erfolgreich-laufen-die-evolution-hat-den-menschen-zum-laeufer-gemacht_aid_741484.html
22 www.ardmediathek.de/swr/video/tele-akademie/prof--dr--detlev-ganten--die-steinzeit-steckt-uns-in-den-knochen/swr-fernsehen/Y3JpZDovL3N-3ci5kZS9hZXgvbzExOTQwNzM; www.faz.net/aktuell/gesellschaft/gesundheit/wie-man-krankheiten-verhindert-detlev-ganten-im-gespraech-13216966.html
23 www.diabetes-ratgeber.net/Diabetes-Typ-2; www.diabetes-ratgeber.net/Abnehmen; www.internisten-im-netz.de/aktuelle-meldungen/aktuell/wie-hohes-uebergewicht-typ-2-diabetes-verursachen-kann.html; www.diabetesde.org/pressemitteilung/strammen-spaziergang-blutzucker-gesenkt

24 www.apotheken-umschau.de/Metabolisches-Syndrom; www.apotheken-umschau.de/Herzinfarkt; www.apotheken-umschau.de/Schlaganfall; www.aerzteblatt.de/archiv/59407/Regional-unterschiedliche-Praevalenz-des-metabolischen-Syndroms)
25 www.dkv.com/gesundheit-gesundes-leben-bewegung-behandlung-12623.html
26 De Moor MH, Beem AL, Stubbe JH, Boomsma DI, De Geus EJ. Regular exercise, anxiety, depression and personality: a population-based study. Prev Med. 2006; 42(4): 273–279
27 Lin, T.-W.; Kuo, Y.-M. Exercise Benefits Brain Function: The Monoamine Connection. Brain Sci. 2013, 3, 39–53
28 Blumenthal JA, Babyak MA, Moore KA, et al. Effects of Exercise Training on Older Patients With Major Depression. Arch Intern Med. 1999;159 (19):2349–2356
29 www.spektrum.de/news/adulte-neurogenese-nervenzellentstehung-im-hippocampus/1557338, www.scinexx.de/news/medizin/wie-sich-unser-gehirn-erneuert
30 Spalding KL, Bergmann O, Alkass K, et al. Dynamics of hippocampal neurogenesis in adult humans. Cell. 2013;153 (6): 1219–1227.
31 van Praag H, Kempermann G, Gage FH: Running increases cell proliferation and neurogenesis in the adult mouse dentate gyrus. Nat Neuroscience, 1999; 2 (3): 266–270. www.pharmazeutische-zeitung.de/ausgabe-112006/sport-in-der-schwangerschaft-foerdert-gehirn-entwicklung-der-kinder
32 Hötting K, Röder B.: Beneficial effects of physical exercise on neuroplasticity and cognition. Neuroscience Biobehav Rev. 2013; 37 (9 Pt B):2243–2257
33 Hörder H, Johansson L, Guo X, et al.: Midlife cardiovascular fitness and dementia: A 44-year longitudinal population study in women. Neurology 2018; 90: e1298-e1305
34 www.zeitschrift-sportmedizin.de/bewegung-neuroplastizitaet-das-gehirn-kein-muskel-und-doch-unglaublich-trainierbar/
35 Lin, T.-W.; Kuo, Y.-M. Exercise Benefits Brain Function: The Monoamine Connection. Brain Sci. 2013, 3, 39–53.)
36 Lourenco, M.V., Frozza, R.L., de Freitas, G.B. et al. Exercise-linked FNDC5/irisin rescues synaptic plasticity and memory defects in Alzheimer's models. Nat Med 25, 165–175 (2019). www.wissenschaft.de/gesundheit-medizin/sport-protein-wirkt-gegen-alzheimer/
37 www.aerzteblatt.de/archiv/209444/Sport-als-Praevention-Fakten-und-Zahlen-fuer-das-individuelle-Mass-an-Bewegung, www.helios-gesundheit.

de/praevention/news/detail/news/schon-15-minuten-sport-taeglich-sind-ausreichend
38 www.welt.de/kmpkt/article170433384/Warum-du-nicht-mehr-alleine-ins-Fitnessstudio-gehen-solltest.html; www.harpers-bazaar.de/beauty/gruppensport-schneller-abnehmen
39 www.lifekinetik.de/infos/wissenschaftliche-zusammenfassung
40 www.destatistic.de
41 Rohde, Sven: »Kontrabass müsste man können!«, in: *Psychologie heute,* 3/2018
42 Verf. unbekannt: »Interdisciplinary Longitudinial Study of Adult Development«, in: *Psychologie heute,* 9/2020, S. 10
43 Rohde, Sven: »Kontrabass müsste man können!«, in: *Psychologie heute,* 3/2018
44 Vollmer, Jan: »Im Unruhezustand«, t3n Magazin, Nr. 58, 2019
45 Grün, Nicole: »Dranbleiben«, in: *Süddeutsche Zeitung,* 18./19.6.2020
46 Pfister, Kaspar: *Wer gebraucht wird, lebt länger,* Econ, 2020
47 aus »Accidental Icon«, Midas Verlag, 3. Auflage 2020
48 Ergotopia-Podcast siehe YouTube
49 Schäfer, Annette: »Meine Zeit kommt jetzt«, in: *Psychologie heute,* 9/2020, S. 20
50 Hunziker, Malin, Sprick, Max, Wulf, Veronika: »Hey Alter!«, in: *Süddeutsche Zeitung,* 5./6.9.2020
51 Brendler, Michael: »Demenzrisiko: Optimisten vergessen nicht«, in: *Medical Tribune,* 15.3.2018
52 Gerald Hüther: »Wir müssen bereit sein, uns weiterzuentwickeln«, in: Ethik-heute.org, 26.7.2019
53 Berndt, Jon Christoph; Koller, Christine: *50 einfache Wege zum Glück,* Westend, 2010, S. 17
54 files.vogel.de/iww/iww/files/647.pdf, Seite 3, Medizin Report 3/2010
55 Spitzer, Manfred: *Einsamkeit. Die unerkannte Krankheit. Schmerzhaft. Ansteckend. Tödlich,* Droemer, München 2018
56 Redaktionsnetzwerk Deutschland vom 15.11.2019, »Wissenschaftler: Schwerhörigkeit erhöht Demenzrisiko«
57 Czichos, Joachim: »Gefühle der Einsamkeit – ein früher Vorbote von Altersdemenz«, in: *Wissenschaft aktuell,* 3.11.2016
58 Huber, Julia: »Zimmerservice«, in: Süddeutsche Zeitung, 27.10.2012,
59 Spitzbart, Dr. Michael: *Erschöpfung und Depression: Wenn die Hormone verrücktspielen,* Kösel, München 2012
60 Spitzbart, Michael: *Schutz vor Krebs,* Scorpio, München 2018
61 Byung-Chul Han: *Müdigkeitsgesellschaft,* Matthes & Seitz, Berlin 2010

62 Ackermann, Susanne: »Bewegt euch!«, in: *Psychologie heute,* 10/2017
63 kurier.at/wellness/das-biophilia-training-warum-der-wald-besser-ist-als-jedes-fitnessstudio/194.710.341
64 Bartens, Werner: »Staunen lernen«, in: *Süddeutsche Zeitung,* 22.9.2020; Reynolds, Gretchen: »An Awe Walk Might Do Wonders For Your Well-Being«, in: *New York Times,* 30.9.2020
65 Spoerr, Kathrin: »Die Stadt der tanzenden Rentner«, in: *Die Welt,* 21.5.2019
66 Sechster Altenbericht, S. 457
67 Wahl, Hans-Werner: *Die neue Psychologie des Alterns,* Kösel, München 2017, S. 189

KAPITEL 3

1 www.bundesgesundheitsministerium.de/themen/pflege/online-ratgeber-demenz/krankheitsbild-und-verlauf.html
2 Förstl, Hans (Hrsg.): *Demenzen in Theorie und Praxis.* 3., aktualisierte und überarbeitete Auflage. Springer, Berlin–Heidelberg 2011, S. 269
3 www.deutsche-alzheimer.de/fileadmin/alz/pdf/empfehlungen/empfehlungen_diagnose_aufklaerung.pdf
4 Förstl, Hans (Hrsg.): *Demenzen in Theorie und Praxis.* 3., aktualisierte und überarbeitete Auflage. Springer, Berlin–Heidelberg 2011, S. 269f.; www.alzheimer-forschung.de/alzheimer/diagnose/arztgespraech/
5 www.alzheimer-forschung.de/alzheimer/diagnose/koerperliche-untersuchung/
6 www.unispitalbasel.ch/fileadmin/unispitalbaselch/Ressorts/Entw_Gesundheitsberufe/Abteilungen/Projekte/Praxisentwicklung/Basler_Demenz/uhrformular.pdf; alzheimer.ch/de/wissen/diagnose/magazin-detail/371/nur-vergesslich-oder-schon-krank
7 www.alzheimer-forschung.de/alzheimer/diagnose/psychometrische-tests/mmst; alzheimer.ch/de/wissen/diagnose/magazin-detail/371/nur-vergesslich-oder-schon-krank
8 alzheimer.ch/de/wissen/diagnose/magazin-detail/371/nur-vergesslich-oder-schon-krank/
9 www.neurologen-und-psychiater-im-netz.org/neurologie/erkrankungen/alzheimer-erkrankung/diagnostik; www.alzheimer-forschung.de/aktuelles/meldung/mrt-untersuchung-nur-bei-kognitiven-einschraenkungen
10 www.alzheimer-forschung.de/alzheimer/diagnose/liquordiagnostik/; www.gesundheitsinformation.de/was-passiert-bei-einer-lumbalpunktion.2961.de.html; https://ilab.med.uni-rostock.de/fileadmin/Institute/

ilab/Laborinformationen/2012-05_Liquorproteinmarker_fuer_die_Demezdiagnostik_v2.pdf
11 awo.org/was-tun-nach-der-diagnose-demenz; apotheken-umschau.de/Alzheimer/Mit-beginnender-Demenz-umgehen-553491.htm; www.deutsche-alzheimer.de/fileadmin/alz/pdf/empfehlungen/empfehlungen_diagnose_aufklaerung.pdf
12 apotheken.de/krankheiten/hintergrundwissen/12539-medikamente-gegen-demenz-antidementiva; www.deutsche-alzheimer.de/fileadmin/alz/pdf/factsheets/Infoblatt5_Medikamente.pdf; www.gesundheitsinformation.de/wie-gut-helfen-cholinesterasehemmer.2219.de.html?part=behandlung-qs-nm32-yfqg
13 www.deutsche-alzheimer.de/fileadmin/alz/pdf/factsheets/Infoblatt5_Medikamente.pdf, www.gesundheitsinformation.de/medikamente-gegen-alzheimer.2219.de.html?part=behandlung-qs; www.gesundheitsinformation.de/hilft-memantin.2219.de.html?part=behandlung-qs-2x3i-brza
14 www.aerztezeitung.de/Medizin/Ginkgo-biloba-wirkt-auch-bei-Demenz-301830.html; www.deutsche-apotheker-zeitung.de/news/artikel/2015/12/22/ginkgo-biloba-kann-erwogen-werden
15 www.faz.net/aktuell/wissen/medizin-ernaehrung/hilft-lithium-gegen-demenz-15299138.html?printPagedArticle=true#pageIndex_2; www.assmann-stiftung.de/ob-lithium-im-trinkwasser-demenz-verhindert-199-2; Kessing LV, Gerds TA, Knudsen NN, et al.: »Association of Lithium in Drinking Water With the Incidence of Dementia«, *JAMA Psychiatry.* 2017, 74 (10): 1005–1010.
16 Hooshmand B. et al. (2010): »Homocysteine and holotranscobalamin and the risk of Alzheimer disease. A longitudinal study«, in: *Neurology* Oct 2010, 75 (16) 1408-141.; www.aerztezeitung.de/Medizin/Vitamin-B12-beugt-moeglicherweise-Alzheimer-vor-282163.html
17 www.alzheimer-forschung.de/aktuelles/meldung/prof-ralf-ihl-es-hilft-nicht-medikamente-zu-nehmen-und-darauf-zu-warten-dass-es-besser-wird/
18 DGPPN & DGN: »S3-Leitlinie Demenzen«, Springer, 2017 Berlin, Heidelberg; www.alzheimer-forschung.de/aktuelles/meldung/gedaechtnistrainerin-dr-andrea-friese-vermittlung-von-wohlbefinden-und-lebensqualitaet; Spector, A., Orrell, M., Hall, L. (2012). Systematic review of neuropsychological outcomes in dementia from cognition-based psychological interventions. Dementia and Geriatric Cognition Disorders 34: 244-255; Sitzer, D., Twamley, E , Jeste, D. (2006). Cognitive training in Alzheimer's disease: a meta-analysis of the literature. Acta Psychiatrica

Scandinavica 114(2): 75–90; Woods, B., Aguirre, E., Spector, A.E. et al. (2012). Cognitive stimulation to improve cognitive functioning in people with dementia. Cochrane Database Syst Rev 2.

19 www.alzheimer-forschung.de/aktuelles/meldung/gedaechtnistrainerin-dr-andrea-friese-vermittlung-von-wohlbefinden-und-lebensqualitaet/

20 Teppo Särkämö et al.: Cognitive, Emotional, and Social Benefits of Regular Musical Activities in Early Dementia: Randomized Controlled Study, The Gerontologist, Volume 54, Issue 4, August 2014, Pages 634–650

21 www.spiegel.de/gesundheit/diagnose/demenz-musik-hilft-bei-alzheimer-a-1270943.html

22 Korczak, Dieter & Habermann, Carola & Braz, Sigrid (2013): Wirksamkeit von Ergotherapie bei mittlerer bis schwerer Demenz. Köln, DIMDI. S. 1ff.

23 www.aerzteblatt.de/archiv/213033/Agitation-bei-Demenz-Nichtmedikamentoese-Interventionen-wie-Bewegung-sind-effektiver-als-Arzneimittel

24 www.dshs-koeln.de/aktiv-fuer-koerper-und-gehirn/demenz-sport/; https://www.swr.de/swr2/wissen/article-swr-18072.html

25 www.spektrum.de/news/demenz-training-gegen-alzheimer/1478865

62 www.angehoerige-pflegen.de/der-richtige-umgang-mit-demenz-leitfaden-fuer-angehoerige; www.apotheken-umschau.de/Alzheimer/Mit-beginnender-Demenz-umgehen-553491.html; www.awo.org/was-tun-nach-der-diagnose-demenz

27 www.aerzteblatt.de/nachrichten/116763/Startschuss-zur-Umsetzung-der-Nationalen-Demenzstrategie; www.aerzteblatt.de/archiv/216006/Nationale-Demenzstrategie-Teamgeist-fuer-Demenzkranke

28 Verf. unbekannt: »Jugendliche lernen Demenz-Begleitung«, in: *Süddeutsche Zeitung,* 26.10.2020; www.malteser-demenz-kompetenz.de/demenz

29 www.sueddeutsche.de/leben/umgang-mit-demenz-in-der-gesellschaft-ich-bitte-um-verstaendnis-1.2682072

30 demenz-portal.at/aktuelles/ambient-assisted-living-smarthome-bietet-sicherheit-fuer-menschen-mit-demenz; www.schoener-wohnen.de/architektur/38528-rtkl-smart-home-fuer-senioren; www.merkur.de/leben/wohnen/gefaehrdet-smart-home-fuer-senioren-privatsphaere-zr-11791174.html

31 Bundesministerium für Familie, Senioren, Frauen und Jugend (2020): Ältere Menschen und Digitalisierung. Erkenntnisse und Empfehlungen des Achten Altersberichts; Pfister, Kaspar: *Wer gebraucht wird, lebt länger,* Econ, 2020

32 aleteia.org/2020/11/11/prima-ballerina-with-alzheimers-has-emotional-response-to-hearing-swan-lake

Literatur

Ackermann, Susanne: »Bewegt euch!«, in: *Psychologie heute*, 10/2017

Berndt, Jon Christoph, Koller, Christine: *50 einfache Wege zum Glück,* Westend, 2010

Blackburn, Prof. Dr. Elizabeth; Epel, Prof. Dr. Elissa: *Die Entschlüsselung des Alterns,* Mosaik, 2017

Brendler, Michael: »Demenzrisiko: Optimisten vergessen nicht«, in: *Medical Tribune*, 15.3.2018

Czichos, Joachim: »Gefühle der Einsamkeit – ein früher Vorbote von Altersdemenz«, in: *Wissenschaft aktuell,* 3.11.2016

Grün, Nicole: »Dranbleiben«, in: *Süddeutsche Zeitung* vom 18./19.7.2020

Huber, Julia: »Zimmerservice«, in: *Süddeutsche Zeitung*, 27.10.2020

Hunziker, Malin, Sprick, Max, Wulf, Veronika: »Hey Alter!«, in: *Süddeutsche Zeitung*, 5./6.9.2020

Koller, Christine: *Die Kraft der Einsamkeit*, mvg, 2005

Lindenau, Ilona: *Lass zu, was dich groß macht*, Goldegg, 2019

Pfister, Kaspar: *Wer gebraucht wird, lebt länger*, Econ, 2020

Rohde, Sven: »Kontrabass müsste man können!«, in: *Psychologie heute*, 14.3.2018

Schäfer, Annette: »Meine Zeit kommt jetzt«, in: *Psychologie heute*, 9/2020

Schmieder, Michael: *Dement, aber nicht bescheuert*, Ullstein, 4. Auflage, 2019

Shibata, Toyo: *Lebensweisheiten einer Hundertjährigen – Du bist nie zu alt, um glücklich zu sein*, Pendo, 2010

Simon, Violetta: »Ich bitte um Verständnis«, in: *Süddeutsche Zeitung*, 8.10.2015

Spitzer, Manfred: *Einsamkeit. Die unerkannte Krankheit. Schmerzhaft. Ansteckend. Tödlich*, Droemer, 2018

Spitzer, Manfred, Herschkowitz, Norbert: *Wie wir denken und lernen*, mvg, 2020

Spoerr, Kathrin: »Die Stadt der tanzenden Rentner«, in: *Die Welt*, 21.5.2019

Vollmer, Jan: »Im Unruhezustand«, in: *t3n Magazin*, Nr. 58, 2019

Wahl, Hans-Werner: *Die neue Psychologie des Alterns – Überraschende Erkenntnisse über unsere längste Lebensphase*, Kösel, 2017